Wissenschaftliche Taschenbücher WTB

Chemie

Hans Luppa

Akademie-Verlag · Berlin

WTB Wissenschaftliche Taschenbücher

Reihe BIOLOGIE

HANS BERGNER
Tierernährung

HELMUT FRIEMEL / JOSEF BROCK
Grundlagen der Immunologie

HELLMUTH GÄBLER
Forstschutz

HEINZ GEILER
Ökologie der Land- und Süßwassertiere

PAUL HOFFMANN
Photosynthese

EBERHARD HOFMANN
Eiweiße und Nucleinsäuren als biologische Makromoleküle
Dynamische Biochemie, Teil I

EBERHARD HOFMANN
Enzyme und energiebereitstellende Reaktionen des Stoffwechsels
Dynamische Biochemie, Teil II

EBERHARD HOFMANN
Der Stoffwechsel lebendiger Systeme und seine Regulation
Dynamische Biochemie, Teil III

EBERHARD HOFMANN
Biochemie der Vererbung, Differenzierung und anderer Zellfunktionen
Dynamische Biochemie, Teil IV

FRIEDRICH JACOB
Bewegungsphysiologie der Pflanzen

GERHARD LERCH
Pflanzenökologie

JOACHIM NITSCHMANN
Entwicklung bei Mensch und Tier

HANS-WERNER NOLTE
Pflanzenschutz in der Landwirtschaft

KLAUS ODENING
Parasitismus

ALFRED PALISSA
Bodenzoologie in Wissenschaft Naturhaushalt und Wirtschaft

MARTIN SCHMIDT
Pflanzenschutz im Gartenbau

ULRICH SEDLAG
Biologische Schädlingsbekämpfung

DIETER SPAAR
HELMUT KLEINHEMPEL
HANS JOACHIM MÜLLER
KLAUS NAUMANN
Bakteriosen der Kulturpflanzen

LUDWIG SPANNHOF
Zellen und Gewebe der Tiere

GÜNTER TEMBROCK
Grundlagen des Tierverhaltens

GÜNTER TEMBROCK
Biokommunikation
Informationsübertragung im biologischen Bereich
Teil I und II

EBERHARD TEUSCHER
Pharmakognosie
Teil I und II

REGINE WITKOWSKI
FALKO H. HERRMANN
Einführung in die klinische Genetik

GERALD WOLF
Neurobiologie

Reihe CHEMIE

HANS-MARTIN BARCHET
Chemie photographischer Prozesse

ULRICH BEHRENS
MANFRED RINGPFEIL
Mikrobielle Polysaccharide

ROLF BORSDORF
MANFRED SCHOLZ
Spektroskopische Methoden in der organischen Chemie

HANS DAWCZYNSKI
Temperaturbeständige Faserstoffe aus organischen Polymeren

HANS DAWCZYNSKI
Temperaturbeständige Faserstoffe aus anorganischen Polymeren

WERNER DÖPKE
Stereochemie organischer Verbindungen

MARTIN FINKE / WALTER LEIPNITZ
Moderne Methoden der Erdölanalyse

ERICH GUNDERMANN
Chemie und Technologie des Braunkohlenteers

WERNER HABERDITZL
Magnetochemie

SIEGFRIED HAUPTMANN
Über den Ablauf organisch-chemischer Reaktionen

HELMUT HRAPIA
Einführung in die Chromatographie

HORST KEHLEN / FRANK KUSCHEL
HORST SACKMANN
Grundlagen der chemischen Kinetik

GERHARD KEMPTER
Struktur und Synthese von Vitaminen

PETER KRUMBIEGEL
Isotopieeffekte

KLAUS KÜHNE
Werkstoff Glas

DIETER MERKEL
Riechstoffe

DIETER ONKEN
Steroide

BURKART PHILIPP
GERHARD REINISCH
Grundlagen der makromolekularen Chemie

JOACHIM RIEMER
Quantitative organische Mikroanalyse

ROLF SCHÖLLNER
Die Oxydation organischer Verbindungen mit Sauerstoff

WOLFGANG WAGNER
Chemische Thermodynamik

GÜNTHER WAGNER
HANS KÜHMSTEDT
Pharmazeutische Chemie

ADOLF ZSCHUNKE
Kernmagnetische Resonanzspektroskopie in der organischen Chemie

Reihe MATHEMATIK / PHYSIK

JOACHIM AUTH / DIETMAR GENZOW
KLAUS H. HERRMANN
Photoelektrische Erscheinungen

HANS BANDEMER
ANDREAS BELLMANN
WOLFHART JUNG / KLAUS RICHTER
Optimale Versuchsplanung

FRANK BEICHELT
Prophylaktische Erneuerung von Systemen

Dietrich Bender
Ernst-Egon Pippig
Einheiten, Maßsysteme, SI

Wolfram Brauer
Hans-Waldemar Streitwolf
Theoretische Grundlagen der Halbleiterphysik

Siegfried Brehmer
Einführung in die Maßtheorie

Ferdinand Cap
Einführung in die Plasmaphysik
I. Theoretische Grundlagen
II. Wellen und Instabilitäten
III. Magnetohydrodynamik

John Cunningham
Vektoren

Georg Dautcourt
Relativistische Astrophysik

K. Ch. Delokarov
Relativitätstheorie und Materialismus

Werner Dück
Diskrete Optimierung

Albert Einstein
Grundzüge der Relativitätstheorie

Albert Einstein
Über die spezielle und die allgemeine Relativitätstheorie

Hannelore Fischer
Joachim Piehler
Modellsysteme der Operationsforschung

Alfred Frieser
Mikrowellenmeßtechnik

W. L. Ginsburg
Über Physik und Astrophysik

Herbert Goering
Elementare Methoden zur Lösung von Differentialgleichungsproblemen

Herbert Goering
Asymptotische Methoden zur Lösung von Differentialgleichungen

Michael Gössel
Angewandte Automatentheorie
Band I und II

Michael Gössel
Wahrscheinlichkeitsautomaten und Zufallsfolgen

E. G. Golstein
Konvexe Optimierung

Helmut Hess
Der elektrische Durchschlag in Gasen

Wilhelm Kämmerer
Kybernetik – eine Einführung auf naturwissenschaftlicher Grundlage

V. I. Karpman
Nichtlineare Wellen in dispersiven Medien

Ulrich Kausmann
Klaus Lommatzsch
František Nožička
Lineare parametrische Optimierung

Volker Kempe
Theorie stochastischer Systeme

Volker Kempe
Analyse stochastischer Systeme
Teil I

A. R. Kessel
Akustische Kernresonanz

Heinrich Kindler
Der Regelkreis

Dieter Klaua
Elementare Axiome der Mengenlehre
Einführung in die Allgemeine Mengenlehre I

Dieter Klaua
Grundbegriffe der axiomatischen Mengenlehre
Teil 1 und 2
Einführung in die Allgemeine Mengenlehre II

Dieter Klaua
Kardinal- und Ordinalzahlen
Teil 1 und 2
Einführung in die
Allgemeine Mengenlehre III

Dieter König / Dietrich Stoyan
Methoden der Bedienungstheorie

Konrad Kreher
Festkörperphysik

Dieter Kress
Theoretische Grundlagen der Signal- und Informationsübertragung

Jean Kuntzmann
Unendliche Reihen

Jean Kuntzmann
Systeme von Differentialgleichungen

Jean Kuntzmann
Komplexe Veränderliche

W. S. Letochow
Laserspektroskopie

Dierck-Ekkehard Liebscher
Relativitätstheorie mit Zirkel und Lineal

Wolfgang Meiling
Kernphysikalische Elektronik

Peter Paufler / Dieter Leuschner
Kristallographische Grundbegriffe der Festkörperphysik

Harry Paul
Lasertheorie
Teil I und II

Harry Paul
Nichtlineare Optik
Teil I und II

Wolfgang Pauli
Vierpoltheorie und ihre Anwendung auf elektronische Schaltungen

Harry Pfeifer
Theorie linearer Bauelemente
Elektronik für den Physiker I

Harry Pfeifer
Die Elektronenröhre
Elektronik für den Physiker II

Harry Pfeifer
Schaltungen mit Elektronenröhren
Elektronik für den Physiker III

Harry Pfeifer
Leitungen und Antennen
Elektronik für den Physiker IV

Harry Pfeifer
Mikrowellenelektronik
Elektronik für den Physiker V

Harry Pfeifer
Halbleiterelektronik
Elektronik für den Physiker VI

Harry Pfeifer / W. Heink
Schaltungen mit Transistoren
Elektronik für den Physiker VII

Ulrich Röseberg
Determinismus und Physik

J. A. Rosanow
Wahrscheinlichkeitstheorie

E. M. Sawizki
Perspektiven der Metallforschung

Wolfgang Schäfer
Theoretische Grundlagen der Stabilität technischer Systeme

Ernst Schmutzer
Symmetrien und Erhaltungssätze der Physik

I. S. Sheludew
Elektrische Kristalle

N. D. Shewandrow
Die Polarisation des Lichtes

L. A. Skornjakow
Elemente der Verbandstheorie

A. A. Smirnow
Metallphysik

WTB

BAND 102

Hans Luppa

Grundlagen der Histochemie

Teil II

Mit 16 Abbildungen und 51 Tabellen in Teil I und Teil II

AKADEMIE-VERLAG · BERLIN

Reihe CHEMIE

Herausgegeben im Auftrage
der Akademie der Wissenschaften der DDR

von:

Prof. Dr. Dr. h. c. H. Klare, Berlin
Prof. Dr.-Ing. Dr. h. c. E. Leibnitz, Berlin
Prof. Dr.-Ing. habil. Dr. rer. nat. h. c. mult. K. Schwabe, Meinsberg
Prof. Dr. Dr. h. c. E. Thilo †, Berlin

Verantwortlicher Herausgeber dieses Bandes:
Prof. Dr.-Ing. Dr. h. c. E. Leibnitz

Verfasser:
Prof. Dr. sc. nat. Hans Luppa
Sektion Biowissenschaften
Karl-Marx-Universität Leipzig

1977
Erschienen im Akademie-Verlag, 108 Berlin, Leipziger Straße 3—4

Lizenznummer: 202 · 100/477/77
Herstellung: VEB Druckhaus „Maxim Gorki", 74 Altenburg
Bestellnummer: 762 262 4 (7102) · LSV 1274
Printed in GDR
DDR 12,50 M

Inhalt

Teil I

Teil II

4. Histochemie der einzelnen Stoffklassen und Enzyme

4.5. Enzyme

Die Enzymologie hat in den letzten drei Jahrzehnten auf dem Gebiet der Biochemie und Histochemie einen erstaunlichen Aufschwung genommen. Während jedoch der Biochemiker inzwischen mehr als 900 verschiedene Enzyme kennt, lassen sich histochemisch nur etwa 90 Enzyme darstellen. Es wäre jedoch falsch anzunehmen, daß im gleichen Verhältnis auch die Informationsmöglichkeit der Histochemie geringer wäre. So ist es beispielsweise nicht erforderlich, bei der Bestimmung der Stoffwechselleistung einer bestimmten Zellart die Aktivität aller an einem Stoffwechselweg beteiligten Enzyme zu erfassen. Für den Histochemiker genügt zur Beantwortung einer Frage mitunter schon der Nachweis eines Schlüsselenzyms (z. B. Initial- oder Terminalenzyme von Stoffwechselwegen). Eine spezifische Aussage kann jedoch in vielen Fällen nur durch die Kombination verschiedener Methoden erzielt werden.

4.5.1. Einteilung der Enzyme

Die zahlreichen bekannten Enzyme lassen sich in 6 Hauptklassen aufteilen, wenn man die von ihnen gesteuerte Reaktion zur Grundlage dieser Einteilung macht. Diese Hauptklassen sind:

1. Oxidoreduktasen, 2. Transferasen, 3. Hydrolasen, 4. Lyasen, 5. Isomerasen, 6. Ligasen (Synthasen).

Die offizielle Enzym-Klassifikation erfolgt nach der *EC*-Nomenklatur. Daneben werden noch die Trivialnamen der Enzyme verwendet. Beispiel: Trivialname: Lactatdehydrogenase. Systematische Nomenklatur: L-Lactat-*NAD*-Oxidoreduktase (EC 1.1.1.27). In der histochemischen Literatur wird neuerdings immer häufiger neben dem Trivialnamen die *EC*-Nomenklatur angeführt.

Die Hauptzahl der histochemischen Enzymnachweisverfahren existiert zur Darstellung von verschiedenen Oxidoreduktasen und Hydrolasen. Der histochemische Nachweis von Isomerasen und Ligasen ist bisher nicht möglich.

4.5.2. Allgemeine Grundlagen der Enzymhistochemie

Der histochemische Enzymnachweis konzentriert sich hauptsächlich auf die Darstellung des Reaktionsproduktes der enzymatischen Aktivität, da die Enzymproteine durch Farbreaktionen kaum voneinander zu unterscheiden sind. Ein spezifischer Nachweis der Enzymproteine ist ausschließlich mit der komplizierten immunhistochemischen Methodik (siehe Seite 314) möglich. Dabei ist zu beachten, daß der immunhistochemische Enzymnachweis nicht aussagen kann, ob ein Enzym aktiv oder inaktiv vorliegt.

4.5.2.1. Bedingungen für den histochemischen Enzymnachweis

Das Hauptanliegen der Enzymhistochemie ist nicht die Interpretation intrazellulärer Reaktionsketten, sondern in erster Linie die präzise Lokalisation von Enzymaktivitäten bzw. von Enzymproteinen in Zellen und Geweben. Unter Aktivität eines Enzyms wird in der Histochemie in der Regel der Nachweis einer enzymatischen Umsetzung an Hand einer gewissen Substratmenge verstanden. Entscheidend ist die präzise Lokalisation des gebildeten Reaktionsproduktes. In der Biochemie ist der Begriff Aktivität an bestimmte experimentelle Bedingungen ge-

knüpft. Diese müssen so gewählt sein, daß die enzymatische Reaktion unter Substratsättigung abläuft. Die gemessene Umsatzrate ist dann nicht mehr eine Funktion der Substratkonzentration.
Das Ergebnis eines Enzymnachweises kann nur dann ortsrichtig sein, wenn zwei Bedingungen erfüllt werden:

1. Während der Vorbehandlung und chemischen Umwandlungen im Verlauf der Reaktion darf es nicht zu Verlagerungen kommen.
2. Das Reaktionsprodukt muß sich in unlöslicher Form an der Stelle befinden, an der im lebenden Zustand das nachzuweisende Enzym lokalisiert war. Die Erfüllung dieser Forderungen setzt Nachweismethoden voraus, die das Endprodukt der enzymatischen Reaktion entweder von vornherein unlöslich und farbig darstellen oder die Überführung in ein unlösliches und farbiges Reaktionsprodukt ermöglichen.

Beim ultrahistochemischen Enzymnachweis muß der Enzymort ausreichend kontrastiert sein. Diese Bedingung kann entweder durch das primäre Reaktionsprodukt oder durch Überführung des primären Reaktionsproduktes in eine elektronendichte Verbindung erfüllt werden.

4.5.2.2. Nachweisprinzipien

Das am häufigsten angewandte Nachweisprinzip für die histochemische Darstellung von hydrolytischen Enzymen (Hydrolasen) und oxidativen Enzymen (Oxidoreduktasen) ist die simultane Auffangreaktion, auch simultane Kupplungsreaktion genannt. Sie läßt sich schematisch folgendermaßen darstellen:

Substrat —(enzymatische Reaktion)→ primäres Reaktionsprodukt —(Auffangreaktion)→ Reaktionsendprodukt

Bei der sog. Postkupplungsreaktion wird das Reaktionsendprodukt in zwei getrennten Schritten gebildet. Der

Gewebeschnitt wird zunächst mit dem Substrat inkubiert. In einem 2. Schritt wird dann das hydrolisierte, überwiegend unlöslich gehaltene Produkt in eine unlösliche, gefärbte Komponente überführt. Beim Nachweis hydrolytischer Enzyme sind die simultanen Kupplungsverfahren den Postkupplungsreaktionen durchweg überlegen. Eine Ausnahme bildet der Nachweis der Hetero-β-Galaktosidase.

Das Ergebnis einer Enzymreaktion wird weitgehend durch das Verhalten des primären Reaktionsproduktes bestimmt. Ein Haupthindernis bildet die Diffusion des primären Reaktionsproduktes, die durch die Hydrolyserate des Substrates, den Diffusionskoeffizienten des primären Reaktionsproduktes und durch das angewandte pH bestimmt wird. Die Diffusion läßt sich besonders durch zwei Faktoren reduzieren: 1. durch eine hohe Substantivität (= Neigung zur Proteinbindung) des primären Reaktionsproduktes und 2. durch eine schnelle Kupplungsrate während der Auffangreaktion. Ideale Untersuchungsbedingungen im licht- und elektronenoptischen Bereich bieten Reaktionsendprodukte, die als an Gewebeproteine gebundene Pigmentpolymere vorliegen.

4.5.2.3. Lyo- und Desmoenzyme

Enzyme kommen intrazellulär in der Regel in zwei Formen vor: in einer extrahierbaren, löslichen Lyoenzymform und 2. als partikuläres, unlösliches Desmoenzym. Während die topochemische Darstellung von Desmoenzymen bei Vorhandensein einer geeigneten Nachweismethode prinzipiell keine Schwierigkeiten bereitet, muß beim Nachweis von Lyoenzymen mit erheblichen oder totalen Enzymverlusten gerechnet werden, insbesondere während der Inkubation von frischem Gewebe durch Diffusion in die Inkubationslösung. Diese Tatsache verdient deswegen Beachtung, weil ein erheblicher Teil organgebundener Enzymaktivitäten in der Lyoform vorliegt.

Durch Fixierung läßt sich eine gewisse Immobilisierung löslicher Enzyme erreichen. Diese ist aber stets von einem Verlust an Enzymaktivität begleitet. Gute Möglichkeiten zur lichtmikroskopischen topochemischen Darstellung löslicher Enzyme bieten die Technik mit Semimembranen und die Substratfilm-Methode. Obwohl beide Verfahren methodisch noch am Anfang stehen, gestatten sie bei einer Reihe von Enzymen bereits jetzt eine gute Enzymlokalisation ohne Verlust der Lyoenzyme.

4.5.2.4. Enzymcharakterisierung

Enzyme, die durch Bildung eines mikroskopisch erkennbaren Reaktionsproduktes dargestellt sind, müssen auch identifiziert werden können. Ihre Charakteristika müssen mit denen vergleichbar sein, die für dieselben

Tabelle 36

Möglichkeiten zur Beurteilung der Spezifität histochemischer Enzymreaktionen (nach GLENNER)

Vollständiger und teilweiser Lokalisationsausschluß	1. Nachweis mit verschiedenen eng verwandten Substraten 2. Vergleichender Nachweis mit einem polyfunktionalen Substrat und einem spezifischen hydrolytischen Teilprodukt
Nichtkompetitive Inhibitoren	Verhinderung der Enzym-Substrat-Bindung
Kompetitive Inhibitoren	Blockierung des aktiven Zentrums des Enzyms
Inhibitorausschluß	Chemisch verwandten Enzymen wird ein wirksamer Inhibitor zugesetzt, der nur für ein Enzym funktionell spezifisch ist.
Aktivatoren	Vergleich mit Ergebnissen der Biochemie
Bestimmung von pH-Optima	Vergleich mit Ergebnissen der Biochemie
Enzymisolierung aus dem Gewebe	Homogenisation und Mikrodissektion mit anschließendem Enzymnachweis
Enzymkomplexauftrennung	Gelfiltration, Ionenaustauscher, elektrophoretische Auftrennung

Enzyme in biochemischen Systemen beschrieben wurden. Möglichkeiten zur Ermittlung der Spezifität und biochemischen Identität lokalisierter Enzyme sind in Tab. 36 zusammengestellt.

Von den angeführten Methoden sei auf den Einsatz von Aktivatoren und Inhibitoren, auf die Testung unter verschiedenen Temperatur- und pH-Bedingungen und Substratkonzentrationen hingewiesen. Enzyme mit sich überlappenden Substratspezifitäten können mitunter auf der Basis der selektiven Lokalisation zu morphologisch definierten Strukturen bestimmt werden. Die Lokalisation der Hydrolyse unterschiedlicher, aber verwandter Substrate in verschiedenen Zellen deutet z. B. auf die Existenz jeweils verschiedener Enzyme in den Zellarten hin. Zur Differenzierung sich überlappender Enzymaktivitäten sind außerdem Hemmstoffe geeignet. So können z. B. die Esterasetypen der Lysosomen durch Hemmstoffe voneinander getrennt werden.

Die biologisch wichtigste Methode zur Definition einer Enzymaktivität und ihrer Spezifität im histochemischen System ist die Charakterisierung des Enzyms im Anschluß an eine Gewebeisolierungstechnik. Hier gibt es zwei Möglichkeiten: die Mikrodissektions- und die Ganzgewebeisolationstechnik. Die Mikrodissektionstechnik gestattet die Beurteilung von Enzymmerkmalen in einer einzelnen Zelle oder einer Gruppe von Zellen. Sie kommt wegen der nicht zu unterschätzenden Schwierigkeiten in der Handhabung der Methodik für histochemisch arbeitende Laboratorien ohne Spezialeinrichtungen als Methode der Enzymcharakterisierung kaum in Frage. Dagegen kann die Aufarbeitung von Homogenaten aus größeren Gewebekomplexen in den meisten Laboratorien durchgeführt werden. Eine brauchbare Vergleichsmethode zur Enzymcharakterisierung ist die Mikrodiskelektrophorese zur Enzymauftrennung. Mit diesem Verfahren läßt sich die Enzymausstattung definierter Gewebebezirke ermitteln und als Grundlage für die Beurteilung der entsprechenden enzymhistochemischen Untersuchungen heranziehen.

Zum gegenwärtigen Zeitpunkt reichen die vorhandenen Methoden aus, um ein am Gewebeschnitt in situ dargestelltes Enzym so weit zu charakterisieren und zu definieren, daß seine funktionelle Beurteilung möglich wird.

4.5.3. Hydrolasen

Diese Enzyme katalysieren die Spaltung chemischer Verbindungen unter Aufnahme von Wasser bzw. die Umkehr dieser Reaktion unter Freisetzung von Wasser. Nach der Art der gespaltenen Bindung lassen sich Phosphatasen (Phosphoesterasen), Esterasen, Glykosidasen, Amidasen unterscheiden.

Tabelle 37

Einteilung der Phosphomonoesterasen nach ihren pH-Optima

Enzym	pH-Optimum	Inhibitoren	Aktivatoren
Phosphomonoesterase I (alkalische Phosphatase)	9,2–9,6	*EDTA*, Cystein, Glutathion, Cyanid, Fluorid, Be 2^+, Phosphat, Arsenat, L-Phenylalanin	Alanin, Mg^{2+} Co^{2+} Mn^{2+} Zn 2^+
Phosphomonoesterase II (saure Phosphatase)	5,0–5,3	Phosphat, Arsenat, Molybdat, Tartrat u. a. α-Hydroxycarbonsäuren, Fe 3^+, Ca 2^+, Zn 2^+, Fluorid; keine Hemmung durch 0,5% Formalin	keine Aktivierung durch Mg 2^+
Phosphomonoesterase III („saure Phosphatase“ – in Pflanzen)	3,4–4,2	Mg^{2+} neutrale Lösungen	Ca^{2+}
Phosphomonoesterase IV	5,2–6,2	Cu^{2+}, Co^{2+}, Zn^{2+}, Ca^{2+}, 0,5% Formalin; geringe Hemmung durch Fluorid	Mg^{2+}

4.5.3.1. Phosphatasen

Eine wichtige Untergruppe der Hydrolasen bilden die Phosphatasen oder Phosphoesterasen, die Esterbindungen zwischen Phosphat und alkoholischem Rest (*R*) spalten:

$$R{-}O{-}\overset{\overset{\displaystyle O}{\|}}{\underset{\underset{\displaystyle OH}{|}}{P}}{-}OH + H_2O \rightleftharpoons ROH + H_3PO_4$$

Mit Phosphatmonoestern reagieren die Phosphomonoesterasen. Sie sind nicht spezifisch gegenüber dem mit der Phosphorsäuregruppe verbundenen Alkoholradikal (*R*) des Substrates und können daher eine größere Zahl von organischen Phosphaten hydrolysieren. Nach ihrem pH-Optimum lassen sich die Phosphomonoesterasen in Untergruppen einteilen (Tab. 37).

4.5.3.1.1. Unspezifische alkalische Phosphatase (EC 3.1.3.1)

Die alkalischen Phosphatasen können zahlreiche Phosphomonoesterbindungen hydrolysieren. Die biologische Bedeutung der Enzymgruppe wird mit dem Stoffwechsel der Nucleoproteine und Fette, des Glykogens, der Glykogenneubildung, mit Vorgängen der Regeneration, wie z. B. dem Knochenwachstum sowie mit der Embryonalentwicklung in Zusammenhang gebracht. Auf Grund der Ergebnisse elektronenoptischer Nachweise wird die alkalische Phosphatase den Membranenzymen zugeordnet und ihre Funktion mit verschiedenartigen Vorgängen an den Membranen in Beziehung gebracht.

Die histochemischen Nachweismethoden beruhen auf der Darstellung der Phosphorsäure (Metallsalzmethode) oder des alkoholischen Restes (Azofarbstoffmethode).

Für die Entwicklung der modernen Histoenzymologie war die von GOMORI und TAKAMATSU unabhängig von-

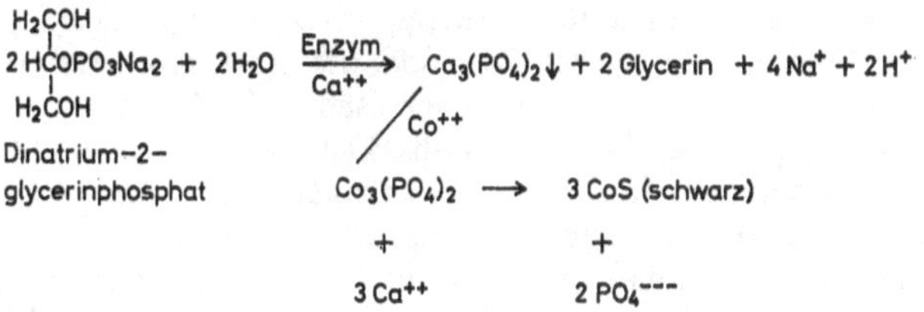

Metallsalzmethode

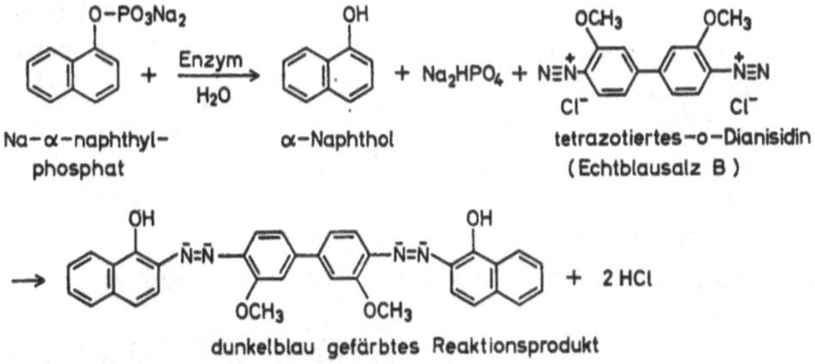

Azofarbstoffmethode

einander ausgearbeitete Calcium-Cobalt-Methode von herausragender Bedeutung.

Das Verfahren verläuft in 2 Reaktionsschritten:

1. Das enzymatisch freigesetzte anorganische Phosphat wird am Enzymort durch Bindung an ein Metallion (Ca^{2+}) gefällt.

2. Die Umwandlung des im Gewebeschnitt gebildeten unlöslichen, farblosen Metallsalzes $CaHPO_4$ durch Behandlung mit Ammoniumsulfid in sichtbares schwarzes Metallsulfid, z. B. Cobaltsulfid oder Bleisulfid.

Das Prinzip dieses Verfahrens wurde in der Folgezeit häufig variiert. Es diente als Grundlage zur Darstellung der sauren Phosphatase, der Adenosintriphosphatase, der 5'-Nucleotidase, der Glucose-6-Phosphatase, der Thiaminpyrophosphatase, Adenylcyclase, Phosphodiesterase, anorganische Pyrophosphatase, Thioessigsäureesterase.

Die Schwerlöslichkeit der Schwermetallphosphate sowie

deren Feinkörnigkeit gestatten eine scharfe Fermentlokalisation. Diese Vorzüge und der gute Kontrast der Schwermetalle im elektronenoptischen Bild bedingen in der Hauptsache die Verwendbarkeit der GOMORI-Metallsalz-Methoden für die ultrastrukturelle Lokalisation Phosphat freisetzender Enzyme. Wegen der leichten Löslichkeit von Cobaltphosphat und Cobaltsulfid in OsO_4 während der Nachfixation verwendet man beim elektronenoptischen Nachweisverfahren der unspezifischen alkalischen Phosphatase anstelle von Ca^{2+} Pb^{2+}. Zur Verhinderung der bereits im schwach alkalischen Bereich durch Bleisalze auftretenden Niederschlagsbildung werden der Inkubationslösung Komplexbildner, z. B. Tartrat, Tiron, Citrat zugesetzt. Die allgemeine Anwendbarkeit des Prinzips der Komplexbildung hat sich vielfach bestätigt. Dadurch ist es möglich, die in zwei Stufen ablaufenden Succedanverfahren durch die unmittelbar Reaktionsprodukte liefernden Simultanreaktionen zu ersetzen.

Die Azofarbstoffmethoden beruhen auf der Darstellung des alkoholischen Restes. Das Prinzip besteht in der Ausfällung und Anfärbung einer enzymatisch freigesetzten Phenolverbindung durch eine Diazoniumverbindung. Als Ergebnis entsteht ein unlöslicher Azofarbstoff. Von den getesteten Substraten erwies sich das Natrium-α-naphthylphosphat als besonders günstig. Vorteilhaft war außerdem die Einführung substituierter Naphthole und besonders die Anwendung von hexazotiertem Pararosanilin als Kupplungsreagens. Die Naphthole der substituierten Naphthol-Phosphate zeichnen sich durch geringe Löslichkeit und große Substantivität gegenüber der Hydrolyse aus. (Tab. „Naphthole und Diazoniumsalze")

Die Vorteile der simultanen Azo-Kupplungsreaktionen bestehen vor allem in zwei Punkten:

1. Unspezifische Verfärbungen und Adsorptionen an Gewebeteilen werden weitgehend vermieden. 2. Durch kurze Inkubationszeiten wird die Gefahr falscher Lokalisationen vermindert.

Von der im Verdauungsapparat gebildeten alkalischen Phosphatase wurden zwei Isoenzyme gut charakterisiert. Sie wurden „Dünndarm-Typ“ — (Intestinal-Typ) und „Leber-Typ“ — alkalische Phosphatase genannt. Der „Intestinal-Typ“ der alkalischen Phosphatase wird durch 12,5 mM L-Phenylalanin selektiv inhibiert. Der „Leber-Typ“ der alkalischen Phosphatase wird durch 12,5 mM L-Homoarginin, nicht aber durch L-Phenylalanin gehemmt.

Zur lichtmikroskopischen Darstellung der alkalischen Phosphatase sind die Calcium-Cobalt-Methode nach GOMORI (Seite 242) und die simultane Azofarbstoff-Kupplungsmethode (Seite 195) geeignet. Für den elektronenoptischen Nachweis des Enzyms empfiehlt sich die Bleisalzmethode nach HUGON und BORGERS.

4.5.3.1.2. Unspezifische saure Phosphatase (EC 3.1.3.2)

Unspezifische saure Phosphatasen hydrolysieren Phosphomonoesterverbindungen bei einem pH von 3,8—6,0. Elektrophoretische und chromatographische Untersuchungen ergaben eine Gruppe von unspezifischen sauren Phosphomonoesterasen mit einer charakteristischen, aber sich überlappenden Substratspezifität. Man kennzeichnet die Gruppen mit den römischen Zahlen II, III und IV. Im tierischen Gewebe kommt hauptsächlich die saure Phosphomonoesterase II mit einem pH-Optimum von 5,0—5,3 vor. Bei Protozoen wurden außerdem saure Phosphatasen mit einem Wirkungsoptimum zwischen pH 3,0—4,0 neben einem Optimum bei pH 5,0 nachgewiesen. Daß der Multienzymcharakter der unspezifischen sauren Phosphatase auch für Pflanzen zutrifft, wird durch die Isolierung von 5 sauren Phosphatasen bei der Mittelmeeralge *Acetabularia mediferranea* bestätigt.

Biochemische und elektronenoptische Untersuchungen haben ergeben, daß die unspezifische saure Phosphatase neben anderen sauren Hydrolasen hauptsächlich in den

Lysosomen lokalisiert ist. Sie wird daher auch als Marker-Enzym der Lysosomen angesehen (Tab. 37). Im Zusammenhang mit der Entstehung der Lysosomen im GOLGI-Komplex konnte Enzymaktivität auch an der Innenseite des GOLGI-Komplexes und in Erweiterungen des glatten endoplasmatischen Reticulums nachgewiesen werden (GERL).

Das Reaktionsergebnis des Nachweises der sauren Phosphatase wird zweifellos durch die Art des verwendeten Substrates beeinflußt. Für den histochemischen Phosphatasenachweis sind am besten Naphthol-*AS-BI*- und -*TR*-phosphat als Substrate geeignet. Es ist anzunehmen, daß mit der Naphthol-*AS-BI*-phosphat-Methode nach LOJDA ein breites Spektrum saurer Phosphataseaktivität erfaßt wird. Alle bisherigen Untersuchungen über die elektrophoretische Auftrennung der sauren Phosphatase bestätigen, daß die Befunde über die Isoenzyme der sauren Phosphatase wenig einheitlich sind. Es dominiert eine Trennung in 3—4 Typen. Die saure Phosphatase ist ein ubiquitär vorkommendes Enzym mit großer Variabilität.

Viel diskutiert wurde der Nachweis der sauren Phosphatase im Zellkern, besonders in Verbindung mit der Metallsalzmethode. Es gilt als sicher, daß die Konzentration der hier als Fällungsreagens verwendeten Bleiionen das Reaktionsergebnis wesentlich beeinflussen kann. Unspezifische Bleifällung wird z. B. häufig durch zu geringe Bleiionenkonzentrationen hervorgerufen. In Verbindung mit der Darstellung saurer Phosphatase im Zellkern zeichnen sich Befunde ab, die einen Phosphatasetyp vermuten lassen, der sich vom cytoplasmatischen Typ der sauren Phosphatase unterscheidet.

Der histochemische Nachweis der unspezifischen sauren Phosphatase stützt sich im lichtoptischen Bereich hauptsächlich auf die Bleisalzmethode auf der Grundlage des GOMORI-Médiums und auf die Azofarbstoffreaktionen mit hexazotiertem Pararosanilin sowie mit Naphthol-*AS-Bl*-bzw. -*TR*-phosphat als Substrate.

Zur ultrahistochemischen Enzymdarstellung ist die angeführte Bleisalzmethode besonders geeignet. Bei Azofarbstoffreaktionen mit diazotierten Bleiphthalocyaninen sowie mit Blei enthaltenden Diazoniumchloriden als Fällungsreagentien muß mit Diffusionsartefakten gerechnet werden.

4.5.3.1.3. 5'-Nucleotidase (EC 3.1.3.5)

5'-Nucleotidase (Adenosinmonophosphatase) ist eine spezifische Phosphomonoesterase. Das Enzym spaltet Adenosin-5'-phosphat, die sog. Muskeladenylsäure, und Inosin-5'-phosphat. pH-Optima wurden zwischen pH 7,2 bis 8,5 und im sauren pH-Bereich zwischen pH 3,5 bis 5,5 festgestellt. Bei pH 5,5 ließ sich das Enzym in Nervenzellen außer in Lysosomen, Zisternen und Bläschen des Golgi-Apparates zusätzlich im Zellkern und im Ergastoplasma darstellen. Im neutralen bzw. alkalischen pH-Bereich scheint die Lokalisation des Enzyms an der Membran zu überwiegen. Über die funktionelle Bedeutung dieser Enzymlokalisation liegen unterschiedliche Angaben vor, die zum Teil von der Art des jeweils untersuchten Gewebes abhängen. Diskutiert wird z. B. die Bedeutung der 5'-Nucleotidase für die Aufnahme von Präkursoren von Nucleosidphosphaten.

Die histochemischen Nachweise der 5'-Nucleotidase basieren auf einer von Wachstein und Meisel entwickelten Bleisalzmethode, die auch für die elektronenmikroskopische Darstellung des Enzyms geeignet ist. Zuverlässige Resultate erhält man mit der Methode von Naidoo und Pratt, bei der Bleiionen für die Präzipitation von Phosphationen verwendet werden. Die Darstellung lysosomaler 5'-Nucleotidaseaktivität ist bei pH 4,5 sowohl licht- als auch elektronenmikroskopisch möglich (Galabow und Davidoff, 1973). Zum Nachweis der Reaktionsspezifität bei pH 7,5 und darüber ist es erforderlich, die Aktivität der alkalischen Phosphatase durch Hemmung auszuschalten. Nickel und Zink hemmen die 5'-Nucleotidase vollständig, während die Aktivität der unspezifischen alkalischen Phosphatase unbeeinflußt bleibt. Reaktionen im sauren pH-Bereich können durch Inhibierung der Aktivität der sauren Phosphatase spezifiziert werden.

4.5.3.1.4. Adenosintriphosphatasen (EC 3.6.1.3; EC 3.6.1.4)

Adenosintriphosphatasen (Adenylpyrophosphatasen, Monophosphoadenosin Triphosphatase) besitzen im Zellstoffwechsel der Zelle eine zentrale Bedeutung. Sie sind in der Lage, die endständige Orthophosphatgruppe aus Adenosintriphosphat (*ATP*) abzuspalten. Dabei entsteht Adenosindiphosphat:

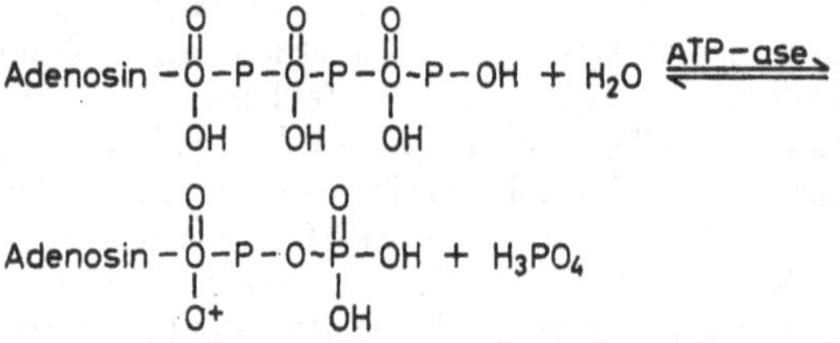

Die bei Spaltung einer Pyrophosphatbindung frei werdende chemische Energie wird bei den verschiedensten Leistungen der Zelle verwendet. Unter Mitwirkung der ATPase vollzieht sich nicht nur die Energiefreisetzung beim Abbau von *ATP*, sondern auch die Rückgewinnung

Tabelle 38

ATPase-Typ Zell-Lokalisation	Aktivatoren	Hemmer
Myosin-ATPase, Calcium-aktiviert	Ca^{++}, Ba^{++}, Sr^{++} 2,4-Dinitrophenol (*DNP*)	Mg^{++} p-Chlormercuribenzoat (p-*CMB*)
Mitochondrien-ATPase, Magnesium-aktiviert	Mg^{++}, Mn^{++}, Co^{++} 2,4-Dinitrophenol in Gegenwart von Mg^{++}	Ca^{++}, NaF, p-Chlormercuribenzoat (*PCMB*) Formaldehyd 80–90%

von *ATP* aus *ADP* (Adenosindiphosphat) bei der oxidativen Phosphorylierung. Aus der Leber der Ratte wurden 2 ATPase-Typen isoliert: die Calcium-aktivierte Myosin-ATPase (EC 3.6.1.3) und die Magnesium-aktivierte Mitochondrien-ATPase (EC 3.6.1.4). Eigenschaften und Lokalisation beider Enzyme sind in Tab. 38 wiedergegeben.

Die Existenz zahlreicher Isoenzyme mit unterschiedlichen pH-Optima kann als sicher angenommen werden. Ihre histochemische Darstellung ist nur dann möglich, wenn die Nachweise bei verschiedenen pH-Werten erfolgen.

Große Beachtung verdient die Topochemie einer durch Natrium- und Kalium-Ionen aktivierten ATPase (Na—K-ATPase oder Transport-ATPase). Ein sicherer Nachweis des sehr labilen Enzyms gelang am Sarkolemm. Neue Aspekte ergeben sich offenbar durch die histochemische Darstellung der durch NaF hemmbaren Phosphatase-Aktivität der Na—K-ATPase. Dabei werden K-Ionen als Aktivator, p-Nitrophenylphosphat als Substrat und Strontium an Stelle von Blei als Präzipitator benutzt. Strontium soll im Gegensatz zu Blei keine inaktivierende Wirkung auf die Enzymaktivität ausüben.

Der histochemische Nachweis der Adenosintriphosphatasen beruht auf dem Prinzip der von GOMORI und TAKAMATSU entwickelten Metallsalzmethode zur Visualisierung der Aktivität der alkalischen Phosphatase. Die enzymatisch freigesetzte Phosphorsäure wird zunächst durch in der Inkubationslösung befindliche Metallionen ausgefällt. Das am Ausfällungsort (= Lokalisation des Enzyms) gebildete Metallsalz wird in einem weiteren Schritt in ein sichtbares (geschwärztes) Metallsulfid umgewandelt:

$$\mathrm{Mg} + ATP \rightleftharpoons \mathrm{Mg} \cdot ATP \xrightarrow{ATPase} \mathrm{Mg} \cdot ADP + \underset{\uparrow\ (NH_4)_2SO \cdot Na_2S}{\mathrm{PbS}}$$

Adenosintriphosphat wird in der Regel als Substrat verwendet. An seine Stelle können andere Nucleosidtriphosphate, z. B. Inosintriphosphat (*ITP*) oder Uridintriphosphat (*UTP*) bzw. auch Nucleosiddiphosphate treten.

Eine zufriedenstellende topochemische Enzymdarstellung ist besonders von 2 Faktoren abhängig: 1. Von der Gewebevorbehandlung, 2. von der Konzentration der zur Phosphatfällung herangezogenen Bleiionen. Zur Fixierung wird eine Nachfixation von Gefrier- oder Kryostatschnitten in eiskalter Formalin-Calcium-Lösung empfohlen. Schnittfixierung mit 2%iger kalter, gepufferter Glutaraldehydlösung ist ebenfalls geeignet. Zum Nachweis der Calcium-aktivierten ATPase sind unfixierte Gefrier- oder Kryostatschnitte erforderlich.

Formalin- und Glutaraldehydfixierung führen zwar zu einer erheblichen Enzyminaktivierung, die übrigbleibende Aktivität reicht jedoch aus, um die ATPase histochemisch eindeutig nachzuweisen.

Durch Verwendung von Bleiionen im Inkubationsmedium wird ein Teil der Enzymaktivität gehemmt und die nichtenzymatische Hydrolyse von Nucleosidphosphatasen katalysiert. Daraus folgt, daß nicht jeder Reaktionsort enzymatisch bedingt sein muß. Mit Tiron als komplexbildendem Agens läßt sich der Hemmeffekt vermindern und die Diffusion des Reaktionsproduktes erheblich einschränken. Auf die guten Möglichkeiten, die der Einsatz von Strontium als Fällungsreagens bietet, wurde bereits auf Seite 201 hingewiesen. Bisherige Untersuchungen ergaben, daß bei einer Bleikonzentration von 2,5 mM im Inkubationsmedium eine zufriedenstellende ATPase-Darstellung bei weitgehender Einschränkung einer Diffusion des Reaktionsproduktes ebenfalls möglich ist.

Die gängigen Methoden zur licht- und elektronenmikroskopischen histochemischen Darstellung der Adenosintriphosphatasen beruhen auf der WACHSTEIN-MEISEL-Technik (siehe Seite 248). Problematisch ist immer noch der histochemische Nachweis der Na—K-aktivierten *ATPase* in verschiedenen Geweben. Interpretierbare Ergebnisse sind mit den Methoden nach SCHULZE und WOLLENBERGER (1971) und PALKAMA und Mitarb. (1972) sowie mit einer Modifikation der biochemischen Enzymbestimmung von SKOU nach FARQUHAR und PALADE (1966) möglich.

Die Voraussetzung dazu bildet eine exakte Hemmung der Enzymaktivität mit dem spezifischen Hemmstoff Ouabain im Kontrollschnitt.

4.5.3.1.5. Glucose-6-phosphatase (EC 3.1.3.9)

Die spezifische Phosphomonoesterase spaltet Glucose-6-phosphat:

$$\text{Glucose-6-phosphat} \xrightarrow[+\,H_2O]{\text{Glucose-6-phosphatase}} \text{Glucose} + \text{o.-Phosphat}$$

Das Enzym ist an die Mikrosomenfraktion gebunden und gilt als Marker des granulären und agranulären *ER*. Es kommt darüber hinaus in der Kernmembran vor. Der GOLGI-Apparat und andere Organellen zeigen keine Reaktion. In den Organen ist die Glucose-6-phosphatase unterschiedlich konzentriert. Die stärkste Aktivität wurde in der Leber registriert. Geringere Aktivitäten sind z. B. in Niere, Dünndarm, Placenta, Gehirn und mit ziemlicher Sicherheit auch in anderen Organen nachweisbar. Eine sehr schwache, histochemisch aber darstellbare Aktivität besitzen die Herzmuskelzellen. Das Aktivitätsoptimum des Enzyms liegt bei pH 6,0. Im isolierten Zustand zeigt es bei pH 8,0 die größte Stabilität; bei pH 5,0 wird es denaturiert.

Die funktionelle Bedeutung der Glucose-6-phosphatase liegt besonders in der Freisetzung von Glucose in den Blutstrom. Ein angeborener Aktivitätsmangel in der Leber, die das Enzym in stärkerer Konzentration enthält, ist die Ursache der bekannten Glykogenspeicherkrankheit.

Bei der Vorbehandlung des Gewebes für die histochemische Darstellung der Glucose-6-phosphatase ist die erhebliche Fixationslabilität des Enzyms zu beachten. Immersionsfixierung mit kaltem Formalin oder Glutaraldehyd führt zu erheblicher Enzyminaktivierung. Am besten geeignet ist eine kurze Perfusionsfixation mit

Glutaraldehyd niedrigerer Konzentration. Da der histochemische Enzymnachweis bei pH 6,5 erfolgt, ist mit einer unspezifischen Reaktion der alkalischen und sauren Phosphatase zu rechnen. Diese Schwierigkeit läßt sich durch Blockade der SH-Gruppen beheben, da diese zum Verlust der Aktivität der Glucose-6-phosphatase führt, die unspezifischen Phosphatasen dagegen aber unbeeinflußt bleiben. Weitere Spezifitätskontrollen sind: Verwendung von Na-β-Glycerophosphat an Stelle von Glucose-6-phosphat als Substrat. Enzyminaktivierung durch Säureeinwirkung, Anwendung von 1,5-Sorbitan-6-phosphat als spezifischem Inhibitor.

Die histochemische Methode zum Nachweis der Glucose-6-phosphatase wurde nach dem Prinzip der Metallsalzmethode von Gomori (Seite 194) durch Chiquoine eingeführt. Modifikationen dieser Methode zur lichtmikroskopischen Enzymdarstellung nach Wachstein und Meisel (Seite 250) sowie zum elektronenmikroskopischen Nachweis nach Hugon, Borgers und Maestracci beruhen auf dem gleichen Prinzip.

4.5.3.1.6. Thiaminpyrophosphatase

Das Enzym katalysiert die hydrolytische Abspaltung der endständigen Phosphatgruppe von Thiaminpyrophosphat. Dabei ist die Anwesenheit zweiwertiger Metallionen, z. B. Mn^{2+}, Mg^{2+}, Ca^{2+}, notwendig. Unter histochemischen Bedingungen läßt sich die relativ fixationsstabile Thiaminpyrophosphatase (Abkürzung: TPPase) überwiegend im Golgi-Apparat tierischer und pflanzlicher Zellen nachweisen. Sie kann daher für licht- und elektronenmikroskopische Zwecke als Leitenzym des Golgi-Apparates angesehen werden. Bei biochemischen Untersuchungen gilt die TPPase nur mit Einschränkungen als Golgi-Marker, da auch andere Zellfraktionen die Hydrolyse von Thiaminpyrophosphat zu katalysieren vermögen.

An der Hydrolyse des Thiaminpyrophosphats sind offenbar mehrere Enzyme beteiligt. Andererseits ist ein und dasselbe Enzym in der Lage, mehrere Substrate in abgestufter Aktivität zu spalten.

Das pH-Optimum der TPPase ist in erheblichem Maße vom untersuchten Gewebe abhängig, wie die folgenden Beispiele zeigen: im Hühnerherzmyoblasten pH 5,5; in Nervenzellen des Säugergehirns pH 7,2; im Nebenhoden der Maus pH 9,5.

Zur funktionellen Bedeutung des Enzyms wurden verschiedene Auffassungen vertreten. Neben einer angenommenen Rolle bei der Synthese der Cocarboxylase (= Thiaminpyrophosphat) gewinnt das Enzym in neuerer Zeit immer mehr an Bedeutung als histochemischer Gradmesser für die Beurteilung des Funktionszustandes sekretorisch tätiger Zellen.

Der licht- und elektronenoptische Nachweis der TPPase-Aktivität beruht auf dem Prinzip der Metallsalzmethoden (Seite 195). Das durch die Enzymreaktion abgespaltene anorganische Phosphat wird als Pb- bzw. Ca-Phosphat am Reaktionsort niedergeschlagen und schließlich als Bleisulfid visualisiert. Ein zuverlässiger Enzymnachweis für die licht- und elektronenmikroskopische Darstellung steht mit der Methode von NOVIKOFF und GOLDFISCHER zur Verfügung (Seite 250).

4.5.3.1.7. Nucleosiddiphosphatase, (EC 3.6.1.1), *anorganische Pyrophosphatase* (EC 3.6.1.1), *zyklische 3',5'-Nucleotidphosphodiesterase* (EC 3.1.4.6), *Fructose-1,6-diphosphatase* (EC 3.1.3.11), *Desoxyribonuclease II* (EC 3.1.4.6), *Adenylatcyclase* (EC 4.6.1.1)

Die genannten Enzyme werden hier nicht näher besprochen, obwohl ihr histochemischer Nachweis von Bedeutung ist. Eine Zusammenstellung ihrer wesentlichen Charakteristika gibt Tab. 39:

Tabelle 39

Enzym	Methode	Autoren	Bemerkungen
Nucleosiddiphosphatase	Inosin- (Uridin-, Guanosin-) diphosphat + Pb^{2+} *L* und *E*	NOVIKOFF und GOLDFISCHER (1961)	Lokalisation im ER und im GOLGI-Apparat
zyklische 3′, 5′-Nucleotidphosphodiesterase	zyklisches 3′, 5′-Adenosinmonophosphat + 5′-Nucleotidase + Pb^{2+} *L* und *E*	SHANTA et al. (1966) FLORENCE, BARRNETT und GREENGARD (1971)	Vielschrittreaktion mit der Gefahr falscher Lokalisation des Reaktionsproduktes.
5′-Nucleotidphosphodiesterase	indigogene Methode *L* und *E*	TSOU (1975)	gute Lokalisation
Fructose-1,6-diphosphatase	Fructose-1,6-diphosphat + Pb^{2+} *E*	SAITO und OGAWA (1968)	Basisches Bleicitrat als Auffangreagens erforderlich
Desoxyribonuclease II	*DNS*-Na + saure Phosphatase + + Pb^{2+} *L* und *E*	ZOTIKOV und BERNHARD (1970)	ultradünne Schnitte sind am besten geeignet; mit Verlagerungen des Reaktionsproduktes ist zu rechnen
Adenylatcyclase	1. Zyklisches 3′, 5′-Adenosinmonophosphat + Pb^{2+} *L* und *E*	REIK et al. (1970)	Substratspezifität fraglich
	2. 5′-Adenylylimidodiphosphat + Pb^{2+} *L* und *E*	HOWELL und WHITFIELD (1972); SCHULZE et al. (1972, 1975)	Spezifisches Substrat; Gefahr einer vollständigen Enzymhemmung durch Pb^{2+}

L = lichtmikroskopisch; *E* = elektronenmikroskopisch

4.5.3.2. Esterasen (EC 3.1.1—)

Esterasen spalten die Carbonsäureester von Alkoholen, Phenolen und Naphtholen.

$$R - COOR' + H_2O \leftrightharpoons R - COOH + R'OH$$

Da die Reaktion umkehrbar ist, sind Esterasen auch in der Lage, Esterverbindungen zu synthetisieren.

Die Klassifizierung der uneinheitlichen Enzymgruppe beruht nach den Ergebnissen biochemischer Untersuchungen in der Hauptsache auf der Substratspezifität und der Wirkung von Aktivatoren und Inhibitoren (Gomori, 1955). Sie wird jedoch durch die Tatsache erschwert, daß die Unterschiede zwischen den Enzymen verschiedener Gruppen relativ gering sind und daß in der Substratspezifität mitunter beträchtliche Überlappungen auftreten. Die einzelnen Enzyme (Isoenzyme einer Gruppe) können auf das gleiche Substrat innerhalb der gleichen pH-Reihe wirken. So konnten Markert und Hunter (1959) mit Hilfe der Stärkegel-Elektrophoresetechnik in Extrakten der adulten Mausleber 10 getrennte Banden von Esterase-Aktivität durch Anwendung histochemischer Färbemethoden visualisieren und charakterisieren. Mit histochemischen Methoden ist es noch nicht möglich, die im Gewebeschnitt an einer bestimmten Stelle lokalisierten verschiedenen Esterasen zu trennen und ihre Rolle im Stoffwechsel zu analysieren. Durch Kombination von physikalischen und chemischen Verfahren (Chromatographie, Elektrophorese) mit histochemischen Methoden unter Einbeziehung von Untersuchungen zur Aufklärung der Substratspezifität, Enzymaktivierung und Enzymhemmung lassen sich Fragen der individuellen Enzymlokalisation klären, und die Aussagekraft der histochemischen Methoden kann wesentlich erhöht werden. (s. Tab. 36, S. 191)

Die histochemisch darstellbaren Esterasen kann man in folgende 4 Gruppen einteilen:

1. unspezifische Esterasen
2. Lipasen
3. Acetylcholinesterasen
4. Cholinesterasen

Unspezifische Esterasen und Lipasen lassen sich als Aliesterasen zusammenfassen. Cholinesterasen können von den unspezifischen Esterasen durch ihre Empfindlichkeit gegenüber Eserin bereits bei niedrigen Konzentrationen (10^{-5} M) getrennt werden. Da unspezifische Esterasen in gewissem Umfang von Lipasen bevorzugte Substrate zu hydrolysieren vermögen und umgekehrt, ist eine strenge Trennung zwischen beiden Enzymgruppen nicht möglich. In der Regel werden jedoch Ester mit einer geringeren Zahl von C-Atomen (C_2—C_{11}) von unspezifischen Esterasen, langkettige Ester (C_{12}—C_{18}) dagegen von Lipasen gespalten. Die Kettenlänge des jeweils verwendeten Substrates, gemessen an der Zahl der C-Atome, kann somit in beschränktem Umfang zur Charakterisierung von Aliesterasen in Zellen und Geweben herangezogen werden.

4.5.3.2.1. Unspezifische Esterasen

Eigenschaften

Die kurzkettige Ester hydrolysierenden unspezifischen Esterasen wurden von Aldridge (1953) und Bergmann et al. (1957) nach ihrem Verhalten gegenüber organischem Phosphat (insbesondere Diäthyl-p-nitrophenylphosphat „E 600“ und Di-iso-propylfluorophosphat „*DFP*“) in drei, für die histochemische Verfahrensweise bedeutsame Gruppen eingeteilt:

A-Esterase, Carboxylesterase (EC 3.1.1.1)
B-Esterase, Arylesterase (EC 3.1.1.2)
C-Esterase, Acetylesterase (EC 3.1.1.6)

1. *A*-Esterasen werden durch E 600 (Diäthyl-p-nitrophenylphosphat) bei Konzentrationen bis zu 10^{-3} M nicht gehemmt; sie sind außerdem gegenüber DFP resistent. Inhibitorisch wirken Metallionen, z. B. Hg^{2+}, Ni^{2+}, Cu^{2+}, Jodacetat sowie Gallensalze (Taurocholat) und Fluorid. Als Aktivatoren sind Aminosäuren, wie z. B. Arginin, Lysin und Histidin, bekannt. *A*-Esterasen spalten Acetate rascher als Butyrate.

Auf Grund cytochemischer Untersuchungen scheinen die A-Esterasen vorwiegend in den Lysosomen lokalisiert zu sein.

2. *B*-Esterasen werden durch E 600 in einer Konzentration von 10^{-8} M gehemmt und sind empfindlich gegenüber *DFP*. *B*-Esterasen hydrolysieren Butyrate mit gleicher Geschwindigkeit oder noch schneller als Acetate. Sie sind bevorzugt extralysosomal lokalisiert.

3. *C*-Esterasen sind *DFP*-resistent. Sie werden durch Metallsalze (Quecksilberacetat, Kupfersulfat u. a.) gehemmt und durch p-Chlormercuribenzoat 10^{-5} M aktiviert.

Gomori (1955) unterteilte die E 600-empfindlichen Esterasen (B-Esterasen) nach ihrem Verhalten gegenüber NaF (Natriumfluorid) in den NaF-resistenten Pankreas-Esterase-Typ und den NaF-empfindlichen Leber-Esterase-Typ.

Histochemische Darstellung

Da die Esterasen im allgemeinen Enzyme mit geringer Substratspezifität sind, spielt beim Enzymnachweis die Substratfrage eine besondere Rolle. In jedem Fall ist sorgfältig zu prüfen, ob mit dem verwendeten Substrat tatsächlich das angenommene Enzym nachgewiesen wird. Eine besonders geringe Substratspezifität scheinen Naphthylacetate zu besitzen, die u. a. von verschiedenen Proteasen (z. B. durch Trypsin oder Chymotrypsin), aber auch durch die Carboanhydrase oder Glycerinaldehydphosphat-Dehydrogenase gespalten werden können.

Bei Verwendung von Azokupplungsmethoden (Substrate: α-Naphthylacetat, -propionat, -butyrat, Naphthol-*AS*-, -*AS-D*-, -*AS-MX*-acetat, -propionat, -butyrat) soll nach lichtoptischen Untersuchungen an Leberzellen vorwiegend eine Wiedergabe der mikrosomalen *B*-Esterasen möglich sein. Zur gemeinsamen Darstellung der im rauhen endoplasmatischen Retikulum liegenden mikrosomalen *B*-Esterasen und der organo-phosphat-resistenten lysosomalen *A*-Esterasen werden die indigogenen Methoden mit

Tabelle 40

Methoden zum licht- und elektronenmikroskopischen Nachweis der unspezifischen Esterase (in Anlehnung an LOJDA, 1972)

Methode	Autoren	Bemerkungen
α-Naphthylacetat + Hexazonium-p-Rosanilin	LEHRER u. ORNSTEIN (1959)	*L:* gut geeignet *E:* schlechter Kontrast
Thiolessigsäure + Pb^{2+}	WACHSTEIN et al. (1961)	*L* u. *E:* gute Darstellung der Lysosomen; spontane Substratzersetzung möglich
8-Propionoxy-5-Nitrochinolin + Bi^{3+}	v. DEIMLING (1965)	*L:* bevorzugte Darstellung der *A*-Esterase
Indoxylacetat + Hexazonium-p-Rosanilin	HOLT u. HICKS (1966)	*L:* gute Darstellung, besonders der lysosomalen Esterase; *E:* ungenügender bis schlechter Kontrast
Indoxylacetat + Tetrazonium-N, N'-bis(p-Aminophenyl)-1,3-Xylendiamin	KAWASHIMA (1968)	*E:* vielversprechende Methode
Naphthylthiolacetat oder 2-Thiolacetoxybenzanilid + Echtblausalz BBN + *TCH* + OsO_4	SELIGMAN et al. (1966)	*E:* Artefakte bei der Bildung des Azofarbstoffes möglich; außerdem nicht völlige Lipidunlöslichkeit
Thiolacetoxybenzanilid + Cu^{2+} + Kaliumferricyanid	HANKER et al. (1972)	*L* u. *E:* präzise Darstellung der Lysosomen
p-Nitrophenylthiolacetat, -propionat, -butyrat + Au	VATTER et al. (1968)	*E:* Darstellung der Lysosomen möglich; Substrat instabil
Naphthol-*AS-D*-Acetat + Postkupplung mit Diazoniumsalzen von Bleiphthalocyaninen	LIVINGSTON et al. (1969)	*E:* Darstellung lysosomaler und ribosomaler Esterase wegen der Diffusionsartefakte zweifelhaft

Fortsetzung von Tab. 40

Methode	Autoren	Bemerkungen
(5-Nitro)-8-Hydroxychinolin-acetat, -propionat, -butyrat + Bi^{3+}	v. DEIMLING u. MADREITER (1972a)	*E:* Lokalisation des Reaktionsproduktes vorwiegend in Mitochondrien u. Lipidtropfen, außerdem in Lysosomen u. Zisternen des *ER*
8-Merkaptochinolinbutyrat + Bi^{3+} oder Fe^{3+} 8-Merkaptochinolinacetat	v. DEIMLING u. MADREITER (1972b)	*L:* Reaktionsausfall ähnlich wie mit α-Naphthylbutyrat/Echtblausalz B; *E:* Reaktionsprodukt besonders in Zisternen des granulären *ER* lokalisiert

L lichtmikroskopisch; *E* elektronenmikroskopisch

5-Bromindoxylacetat und 5-Brom-4-Chlor-Indoxylacetat als Substrate empfohlen. 5-Brom-4-Chlor-Indoxylacetat scheint zur Enzymdarstellung an beiden Reaktionsorten besser geeignet zu sein.

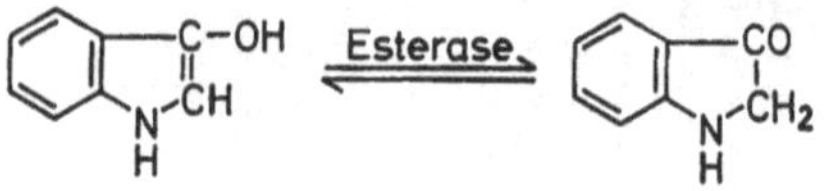

I Indoxylester II

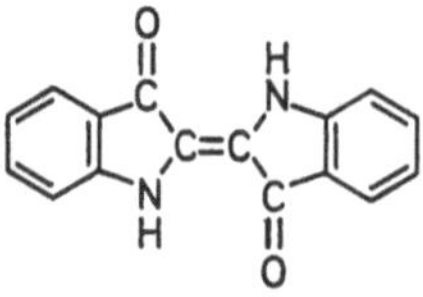

III
Indigo

Die Reaktion besteht in einer Freisetzung der Indoxylgruppe durch die Esteraseaktivität und einer anschließenden Oxidation dieser Gruppe zu einem unlöslichen blauen Indigofarbstoff.

Zur Erfassung der lysosomale Ester spaltenden Aktivitäten ist fernerhin die Thiolessigsäure-Pb^{2+}-Methode für die licht- und elektronenmikroskopische Darstellung geeignet. Es wird vermutet, daß die in Lysosomen vorkommende relativ thermostabile Esterase mit der sauren Lipase identisch ist. Gute Möglichkeiten bieten ferner die von v. Deimling sowie von v. Deimling und Madreiter entwickelten Methoden, die mit biochemisch geprüften Substraten arbeiten (Tab. 40).

4.5.3.2.2. Lipasen

Lipasen hydrolysieren relativ langkettige Fettsäureester, und zwar unabhängig davon, ob es sich um Triester oder Monoester handelt. Nach Desnuelle wird unter dem

Begriff Lipase in der Regel eine große Gruppe von Enzymen verstanden, die verschiedene Ester hydrolysieren, welche Wasser-lösliche oder -unlösliche Mono- und Polyester sein können. Da die Acylgruppe aliphatisch oder aromatisch und die zweite Gruppe alkoholisch oder phenolisch sein kann, unterscheidet sich der gewöhnlich verwendete Begriff „Lipase" kaum von der Bezeichnung „Esterase".

Zur histochemischen Darstellung der Lipasen werden in der Hauptsache verschiedene Tween-Arten als Substrate verwendet, die jedoch auch durch unspezifische Esterasen gespalten werden können. Die von GOMORI zum Lipasenachweis entwickelte Metallsalzmethode ist mit Unsicherheiten behaftet und kann daher nicht als zuverlässige Lipasedarstellung angesehen werden.

4.5.3.2.3. Acetylcholinesterase (EC 3.1.1.7)

Die in Erythrocyten, im Nervengewebe und in motorischen Endplatten vorkommende Acetylcholinesterase (Acetylcholin-Hydrolase, „echte" oder „spezifische" Cholinesterase, *AChE*) spaltet vorwiegend das als chemischer Transmitter von Nervenimpulsen bekannte Acetylcholin. Das Enzym vermag jedoch auch Ester zu hydrolysieren, die mit dem Acetylcholin strukturell weniger verwandt sind. Für das Enzym ist ferner kennzeichnend, daß es im Gegensatz zur Cholinesterase durch steigende Substratkonzentration gehemmt wird.

Zur lichtmikroskopischen Darstellung der Acetylcholinesterase wurden folgende Methoden entwickelt:

1. Kupferthiocholin-Metallsalzmethoden
2. Thiolessigsäure-Methoden
3. Osmiophile Thiolester-Methoden
4. Direktfärbung-Thiocholin-Methode nach KARNOVSKY und ROOTS.

Eine direkte Darstellung der *AChE* über die Erfassung des Enzymproteins ist durch den immunhistochemischen Nachweis (BENDA, 1970) sowie durch markierte Hemmer möglich (OSTROWSKI und BERNHARD, 1963). Eine spezifische Acetylcholinesterase- bzw. Cholinesterasedarstellung ist nur in Verbindung mit Inhibitoren gewährleistet. Beide Enzyme lassen sich durch Hemmung mit Eserin (Physostigmin) von den unspezifischen Esterasen abgrenzen. Eine selektive Hemmung der *AChE* erfolgt durch BW 284c51, während die Cholinesteraseaktivität durch Mipafox oder Iso-*OMPA* inhibiert werden kann.

Die genannten Methoden haben ihre Vor- und Nachteile. Die Nachweismethode von KOELLE und FRIEDENWALD, durch die 1949 die Ära der histochemischen *AChE*-Darstellung eingeleitet wurde, beruht auf folgendem Reaktionsprinzip:

Acetylthiocholin + Cu^{++}→Thiocholin + Cu^{++}→Kupferthiocholin→Kupfersulfid

In neuerer Literatur (TSUJI, 1974) wird die Ansicht vertreten, daß das Jodid des Acetylthiocholinjodids für die Präzipitation des Kupferkomplexes verantwortlich ist.

Der größte Nachteil der KOELLE-FRIEDENWALD-Methode besteht darin, daß der positiv geladene Stickstoff des Thiocholinsubstrates nicht penetriert. Die geringe Penetrationsfähigkeit des Substrates sowie die Probleme, die allen unspezifischen Metallsalzmethoden anhaften, veranlaßten zahlreiche Forscher, das KOELLE-FRIEDENWALD-Verfahren zu modifizieren. Bei Verwendung von Blei oder Gold an Stelle von Kupfer als Auffangreagens wurden gute Ergebnisse erhalten. KOELLE und GROMADSKI konnten mit Goldsalzen bei Verwendung der Thiocholintechnik an Motorendplatten eine sehr feine Lokalisation von Acetylcholinsterase und Cholinesterase erzielen.

Unter den Thiocholinmethoden stellt die „direkte Färbungsmethode" von KARNOVSKY und ROOTS (1964) einen Fortschritt dar, besonders auch bei Anwendung der Methode für die elektronenmikroskopische Enzymdarstellung. Das Reaktionsprinzip beruht auf der Reduktion von Ferricyanid zu Ferrocyanid mit Hilfe des enzymatisch freigesetzten Thiocholin. Ferrocyanid bildet mit Kupferionen einen unlöslichen, braunen elektronendichten Niederschlag (HATCHETT's Braun). Zur Verhinderung einer unspezifischen Reaktion mit Ferricyanid werden die Kupferionen mit Citrat zu einem Komplex vereinigt. Das gegenüber OsO_4 stabile Reaktionsprodukt ermöglicht seine ultrastrukturelle Darstellung.

Nach HANKER läßt sich das Reaktionsprodukt durch Bildung von Osmiumschwarz an den Stellen des braunen Kupferferrocyanid-Niederschlages intensivieren und stabilisieren. Die Brückenbildung zwischen Kupferferrocyanid und Osmiumtetroxid ist dabei mit Thiocarbohydrazid oder durch oxydative Kupplung von 3,3'-Diaminobenzidin (DAB) möglich.

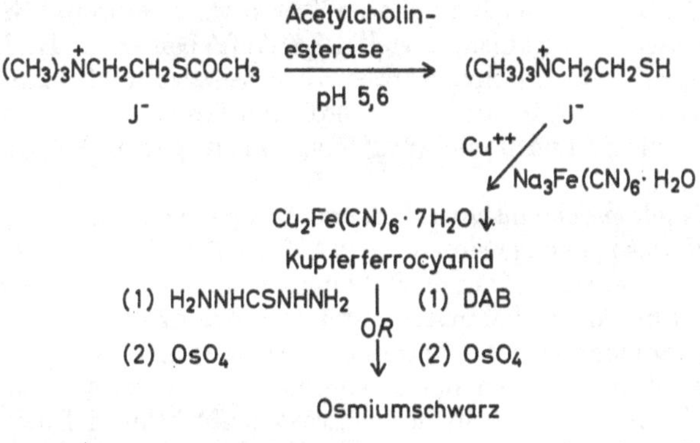

Zur ultrastrukturellen Darstellung der *AChE* stehen Methoden zur Verfügung, die sich in 4 Gruppen einordnen lassen. Jede der Methoden ist durch Vorteile und Grenzen gekennzeichnet. Meinungsverschiedenheiten in der Beurteilung haben sich immer dann ergeben, wenn die Enzymlokalisation zur Funktion in Beziehung gebracht wurde.

4.5.3.2.4. Cholinesterase (EC 3.1.1.8)

Die in vielen Organen vorkommenden Cholinesterasen spalten Butyrylcholin schneller als Acetylcholin. Unter Bezugnahme auf das zur Darstellung häufig verwendete

Butyrylthiocholinjodid werden sie auch Butyrylcholinesterasen genannt. Der histochemische Cholinesterasenachweis erfolgt am besten mit der Methode nach KARNOVSKY und ROOTS und dem entsprechenden Hemmversuch (Seite 254).

4.5.3.3. Sulfatasen

Diese Enzyme katalysieren die reversible Hydrolyse von Schwefelsäureestern:

$$R\text{OSO}_3\text{H} + \text{H}_2\text{O} \rightleftharpoons R\text{OH} + \text{H}_2\text{SO}_4$$

Sulfatasen sind bei höheren Tieren weit verbreitet. Sie besitzen im Organismus vielfältige Aufgaben (z. B. Beziehungen zum Kohlenhydratstoffwechsel, zum Mechanismus der Entgiftung, zur Steroidsynthese), die in ihrer physiologischen Bedeutung noch nicht genau bekannt sind.

Nach biochemischen Untersuchungen wurden 3 Arylsulfatasen nachgewiesen: Arylsulfatase *A*, *B* und *C*. Die Arylsulfatasen *A* und *B* kommen in der Lysosomenfraktion vor, wobei man annimmt, daß der *B*-Typ mit der Lysosomenmembran verbunden ist, während Arylsulfatase *A* im Inneren der Lysosomen lokalisiert sein soll. Sulfatase *C* wurde in der Mikrosomenfraktion gefunden und als SH-Gruppenenzym, das durch Cyanide hemmbar ist, erkannt. Die 3 Sulfatase-Typen lassen sich anhand ihrer Substratspezifität gegenüber p-Nitrocatecholsulfat und p-Nitrophenylsulfat bzw. p-Acetylensulfat sowie an der Resistenz gegenüber KCN unterscheiden.

Der histochemische Nachweis der Arylsulfatasen ist an eine Fixation (Glutaraldehyd oder Formalin) gebunden. Grundsätzlich gibt es drei Nachweismöglichkeiten: Azokupplungsreaktionen, Metallpräzipitationsreaktionen und indigogene Methoden.

Die Metallpräzipitationsmethoden werden zur Zeit den anderen Methoden vorgezogen, da mit ihnen neben einer brauchbaren Enzymlokalisation auch eine elektronenmikroskopische Enzymdarstellung möglich ist. Am häufigsten wird als Substrat p-Nitrocatecholsulfat verwendet, das von den Arylsulfatasen *A* und *B* gespalten werden kann. Die Fällung der freigesetzten Sulfationen ist mit Pb^{2+} oder Ba^{2+} möglich. Für die lichtmikroskopische Betrachtung empfiehlt sich der Weg über Bleiionen und Bleiphosphat zum gut sichtbaren Bleisulfid, da sich Bariumsulfat nur im Phasenkontrast erkennen läßt. Das elektronenmikroskopische Bild weist in den Lysosomen mit Ba^{2+} eine gleichmäßigere Präzipitatlokalisation aus als bei Fällung mit Pb^{2+}. Hinzu kommt, daß Barium selbst bei höherer Konzentration keinen hemmenden Einfluß auf die Enzymaktivität ausübt.

4.5.3.4. Glykosidasen

Die im Tier- und Pflanzenreich verbreiteten Glykosidasen spalten Glykosidbindungen folgender Formel:

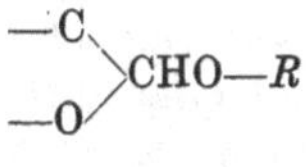

Dabei handelt es sich um eine Bindung zwischen dem sauren Rest eines Zuckers und dem alkoholischen Rest einer zweiten Verbindung (*R*), die entweder ein Zucker oder ein Alkohol sein kann. Die bisher angenommene strenge Spezifität der Glykosidasen muß in einigen Fällen korrigiert werden. So kann z. B. saure β-Galaktosidase auch β-D-Fukoside spalten (LOJDA, 1972).

Zur histochemischen Darstellung stehen Azokupplungsmethoden und indigogene Methoden zur Verfügung, mit deren Hilfe eine Reihe von Enzymen dieser Gruppe, wie z. B. β-Glucosidase, β-Galaktosidase, β-Glucuronidase und β-Acetylglucosaminidase nachgewiesen werden können. Die 3 letztgenannten Enzyme sind in den Lysosomen lokalisiert.

4.5.3.4.1. β-Glucuronidase (EC 3.2.1.31)

Das Enzym katalysiert die Hydrolyse von natürlichen und synthetisierten β-D-Glucuroniden:

$$\left.\begin{matrix}-C\\ -O\end{matrix}\right\rangle CHO{-}R + H_2O \rightleftharpoons \left.\begin{matrix}-C\\ -O\end{matrix}\right\rangle CHOH + R OH$$

Es wird in der Enzymnomenklatur unter den lysosomalen Enzymen geführt, obwohl FISHMAN und Mitarb. das Enzym außer in Lysosomen im endoplasmatischen Retikulum nachweisen konnten.

Für die lichtmikroskopische histochemische Darstellung des Enzyms steht mit der Simultankupplungs-Methode nach HAYASHI mit Naphthol-*AS-BI*-Glucuronid als Substrat und Hexazonium-Pararosanilin als Kupplungsreagens ein zuverlässiges Verfahren zur Verfügung. Vergleichbare Ergebnisse lassen sich mit einer indigogenen Methode bei Verwendung von 4-Chlor-5-Brom-3-indoxyl-β-D-glucuronid als Substrat und Kaliumferricyanid als Oxidationsmittel erzielen (LOJDA, 1971).

Zur ultrahistochemischen Darstellung cytoplasmatischer β-Glucuronidaseaktiviät ist — trotz verschiedener Mängel im Hinblick auf eine exakte Lokalisation — die Nachkupplungsreaktion nach SMITH und FISHMAN 1963 geeignet. Die erforderliche Elektronendichte wird dabei mit diazotiertem p-(Acetoxymercuri)-anilin erreicht. Dieses sog. *AMA*-Diazotat ist offensichtlich als Kupplungsreagens hier besser verwendbar als Hexazonium-Pararosanilin.

4.5.3.4.2. β-Galaktosidase (EC 3.2.1.23)

Das im tierischen Gewebe weit verbreitete Enzym spaltet verschiedene β-Galaktoside einschließlich der Laktose, jedoch nicht β-Glucoside. Das pH-Optimum des Enzyms liegt im Bereich von pH 3—4,5 und ist von der Tierart, vom Organ, Substrat und Puffer abhängig. Als Hemmstoffe sind Galaktonolacton und p-Chlormercuribenzoat bekannt. Das Enzym ist nach den Ergebnissen der Differentialultrazentrifugation mit der Lysosomenfraktion assoziiert. Seine physiologische Bedeutung ist in Verbindung mit dem Katabolismus von Mucosubstanzen und Glykolipiden zu sehen.

In Darm und Niere wurde eine zweite β-Galaktosidase mit einem höheren pH-Optimum und stärkerer Strukturbindung nachgewiesen, die auch unter dem Trivialnamen neutrale β-Galaktosidase oder Laktase bekannt ist. Ihre physiologische Bedeutung liegt in der Spaltung von Laktose in der Nahrung.

Zur histochemischen Darstellung von β-Galaktosidase-Aktivitäten wurden Laktose und synthetisierte Galaktoside als Substrate verwendet. Die mit diesen Substraten arbeitenden Methoden führten jedoch nicht zu zufriedenstellenden Resultaten. Besonders mit synthetisierten Galaktosiden konnten weder eine Unterscheidung der zwei β-Galaktosidasetypen noch eine klare lysosomale Lokalisation erzielt werden. Die genannten Schwierigkeiten treten nicht auf, wenn als Substrate 5-Brom-4-Chlor-3-indoxyl-β-D-galaktosid für saure β-Galaktosidase und 5-Brom-4-Chlor-3-indoxyl-β-D-fucosid für neutrale β-Galaktosidase sowie Citrat-Phosphatpuffer und Kaliumferricyanid als Oxidationsmittel verwendet werden (Lojda, 1970). Mit diesen Medien ist eine mit biochemischen Untersuchungen gut korrelierbare Lokalisation der beiden β-Galaktosidasen in situ möglich.

Zur elektronenmikroskopischen Lokalisation der β-Galaktosidase kann der Weg über Hatchett's Braun (Seite 215), das aus reduziertem Ferricyanid mit Cu^{2+} gebildet wird, beschritten werden.

4.5.3.5. Peptidasen

Peptidasen spalten als proteolytische Enzyme die (—CO—NH—) Bindungen. Man kann sie in zwei Hauptgruppen einteilen:

1. Exopeptidasen, die nur endständige Peptidbindungen zu hydrolysieren vermögen;
2. Endopeptidasen oder Proteinasen, die im Inneren der Polypeptidkette befindliche Bindungen spalten können.

In beiden Gruppen kommen extra- und intrazellulär wirkende Enzyme vor, deren pH-Optima im Bereich von 4—6 liegen. Allerdings sind auch Enzyme mit einem pH-Optimum bei pH 3 bzw. pH 11 beschrieben worden. Eine Gruppe intrazellulärer saurer Peptidasen wird unter dem Namen Kathepsin in der Buchstabenreihenfolge *A* bis *E* zusammengefaßt. Zu den Endopeptidasen gehören: Kathepsin *B*, *D* und *E*. Exopeptidasen sind: Kathepsin *A* und *C*. Die Kathepsine *A*, *B*, *C* und *D* kommen in den Lysosomen vor. Peptidaseaktivität wurde ferner in Hauptstückzellen der Niere am Membransystem des agranulären *ER*, an einigen Vesikeln und im Bereich des Bürstensaumes registriert. Ansonsten ist die strukturelle Zuordnung der Aktivitäten dieser Enzymgruppe als Folge ungenügend gesicherter ultrahistochemischer Methoden noch ziemlich offen.

Die histochemische Darstellung konzentriert sich für licht- und elektronenmikroskopische Zwecke auf den Nachweis der zu den Exopeptidasen zählenden Aminopeptidasen. Zur lichtmikroskopischen Lokalisation von Endopeptidasen steht praktisch nur die Silberproteinat-Methode nach Yamada und Ofugi (1968) zur Verfügung, deren Reaktionsmechanismus noch nicht aufgeklärt ist.

Der Nachweis der Aminopeptidasen beruht auf einer simultanen Azo-Kupplungsreaktion. Bei der lichtmikroskopischen Darstellung wird dabei durch das Enzym eine Naphtholverbindung aus dem Substrat freigesetzt. Durch gleichzeitige Kupplung mit einem Diazoniumsalz entsteht ein unlöslicher Azofarbstoff. Von den angewendeten Substraten zeichnen sich L-Leucyl-4-methoxy-2-naphthylamid bzw. L-Alanyl-4-methoxy-2-naphthylamid durch eine hohe Kupplungsgeschwindigkeit aus. Allerdings hängt die Farbstofflokalisation am Enzymort auch vom Verhalten des verwendeten Diazoniumsalzes gegenüber Lipiden ab.

Zum lichtmikroskopischen Nachweis von Aminopeptidaseaktivität sind die Methoden mit L-Leucyl-β-naphthylamid oder L-Leucyl-4-methoxy-β-naphthylamid geeignet. Die ultrahistochemische Enzymdarstellung ist mit der Azofarbstoffreaktion nach SELIGMAN, WASSERKRUG, PLAPNIGER, SEITO und HANKER (1970) möglich.

4.5.3.6. *Phosphorylasen*

Phosphorylasen katalysieren die folgende Reaktion ohne Aufnahme oder Abgabe von Wasser:

$$\text{Glucose-1-phosphat} \rightleftharpoons \text{Polysaccharid} + H_3PO_4$$

Aus der Reaktionsgleichung geht hervor, daß die beteiligten Enzyme sowohl für den Aufbau wie auch für den Abbau von Glykogen verantwortlich sind. Es wird jedoch angenommen, daß die Phosphorylasen im Gewebe besonders am Glykogenabbau beteiligt sind, indem sie die Glucoseketten verkürzen. Inaktiv im Gewebe vorliegende Phosphorylase (Phosphorylase *B*) läßt sich durch eine Kinase in Gegenwart von Mg^{2+} und unter *ATP*-Verbrauch in die aktive Form überführen (Phosphorylase *A*).

$$2\,\text{Phosphorylase}\ B + 4\,ATP \rightarrow \text{Phosphorylase}\ A + 4\,ADP$$

An der Bildung von Glykogen mit gerader Kette und der Glykogen charakteristischen Verzweigung sind unterschiedliche Enzyme beteiligt. In die Produktion von unverzweigten Polysacchariden ist die sog. Amylophosphorylase (α-Glucan Phosphorylase, EC 2.4.1.1) oder *P*-Enzym einbezogen. Die Synthese von verzweigten Polysaccharidketten wird dagegen durch ein anderes Enzym bewirkt. Dieses sog. „branching" oder *Q*-Enzym bildet die 1—6-Bindungen an den Verzweigungsstellen der Polysaccharidketten. Es wird α-Glucan-branching-glykosyltransferase (EC 2.4.1.18) oder Amylo-1,4—1,6-Transglucosidase bzw. auch α-1,4-glucan-6-glykosyltransferase genannt.

Für den Histochemiker ist außerdem die Uridindiphosphoglucose-Glykogen-Glucosyltransferase (EC 2.4.1.11) von Bedeutung, die den Biosyntheseweg von Glykogen aus Uridindiphosphoglucose aufzuzeigen vermag. Man nennt das Enzym wegen seiner Katalyse der Glykogensynthese auch Glykogensynthetase oder Glykogensynthase (s. LUPPA und BERNSTEIN, 1977).

Der histochemische Nachweis der 3 biochemisch definierten Glycosyltransferasen beruht auf der Visualisierung der gebildeten Polysaccharide. Es handelt sich also um eine direkte Darstellung des natürlichen Produktes der Reaktion. Zur Demonstration des Reaktionsproduktes stehen 2 Hauptmethoden zur Verfügung:

1. Die Jodreaktion; 2. die PAS-Reaktion. Eine brauchbare histochemische Jodreaktion wurde durch TAKEUCHI und KURIAKI (1955) entwickelt. Das Prinzip des Nachweises besteht in der Darstellung des neugebildeten Polysaccharids vom Amylosetyp. Dabei erfolgt die Inkubation mit einer Lösung, die Glucose-1-phosphat als Substrat, Adenosin-5-phosphat und Insulin als Aktivatoren sowie Glykogen als Initiator der Reaktion enthält. Die Möglichkeit, das freiwerdende anorganische Phosphat nach dem Prinzip der GOMORI-Reaktion mit Bleiionen zu fällen, ist mehr von theoretischem Interesse, da die Phosphorylaseaktivität durch Bleiionen stark gehemmt wird (PEARSE, 1972). Inzwischen gibt es jedoch Reaktionen, die eine präzise ultrastrukturelle Phosphorylase- und UDPG-Glykogen-Glykosyltransferase-Darstellung ohne Anwendung der Bleiionenfällung ermöglichen (TAKEUCHI und SASAHI, 1970).

Bei der lichtmikroskopischen Darstellung der Phosphorylaseaktivität wird der Jodfärbung meist der Vorzug gegeben, da sie im Gegensatz zur PAS-Reaktion neugebildetes Glykogen von nativem oder endogenem Glykogen in gewissem Umfang zu unterscheiden vermag. SASSE (1966) verwendet zur Trennung von nativem Glykogen und neugebildeter Polyglucose eine Hydrolyseprozedur mit 10%iger Schwefelsäure.

Während im lichtoptischen Bereich eine Unterscheidung zwischen nativem und neusynthetisiertem Glykogen bisher nur durch Entfernung des nativen Glykogens nach erfolgter Inkubation mit Sicherheit möglich ist, gelingt diese Trennung auf der ultrastrukturellen Ebene auf Grund der unterschiedlichen Morphologie der beiden Glykogentypen (s. GEYER, 1973). Es darf jedoch nicht unerwähnt bleiben, daß diese Unterscheidung zwischen nativem Glykogen und neugebildeter Polyglucose mit Schwierigkeiten verbunden ist.

Eine Möglichkeit zur Darstellung der Phosphorylaseaktivität in Geweben, in denen natives Glykogen durch experimentelle Beeinflussung oder pathologische Prozesse fehlt bzw. stark vermindert ist, ergibt sich durch die von MEIJER (1968) vorgeschlagene Methode mit unverzweigtem Dextran als Ersatzakzeptor für die Glykosylreste. Das von MEISER vorgeschlagene Verfahren kann z. Z. als Methode der Wahl angesehen werden.

Eine Unterscheidung von Phosphorylase und Verzweigungsenzym ist durch die in Tab. 41 angeführten Hilfsverfahren möglich.

Tabelle 41

Unterschiede zwischen Phosphorylase und Verzweigungsenzym (nach KISZELY und PÓZALAKY)

Reaktionen	Phosphorylase	„branching Enzym" (Verzweigungsenzym)
	Synthetisiertes Polysaccharid:	
	Amylosetyp *A*	Amylopectin-Glykogen-Typ
Jod	blau	violettrot-bräunlichpurpur
PAS	positiv	positiv
α-Amylase	vollständige Verdauung	vollständige Verdauung
β-Amylase	vollständige Verdauung	unverdaut
Äthanol (20%)	schwache Hemmung	starke Hemmung
Mercurichlorid (10^{-4} M)	schwache Hemmung	vollkommene Hemmung

4.5.4. *Transferasen*

Dazu gehören Enzyme, die Gruppenübertragungen (z. B. Phosphat-, Carboxyl-, Acylgruppen) katalysieren. Das Repertoire gesicherter histochemischer Nachweismethoden ist in dieser Enzymgruppe zur Zeit noch nicht groß. Licht- und ultrahistochemische Methoden liegen u. a. für folgende Enzyme vor: Aspartat-Carbamyltransferase (EC 2.1.3.2; nur elektronenmikroskopische Darstellung möglich), Ornithin-Carbamyltransferase (EC 2.1.3.3), Cholin-Acetyltransferase (EC 2.3.1.6), Aspartat-Aminotransferase (EC 2.6.1.1; frühere Bezeichnung: Glutamat-Oxalacetat-Transaminase oder GOT), Ornithin-Ketosäure-Aminotransferase (EC 2.6.1.13), Hexokinase (EC 2.7.1.1; lichtoptischer Nachweis), Glucokinase (EC 2.7.1.2; lichtoptischer Nachweis), Kreatin-Kinase (EC 2.7.3.2), Glucose-Phosphomutase (EC 2.7.5.1; lichtoptischer Nachweis), γ-Glutamyltransferase (EC 2.3.2.2).

4.5.4.1. *Cholin-Acetyltransferase* (EC 2.3.1.6)

Das Enzym ist im Gegensatz zur Acetylcholinesterase (Seite 213) an der Synthese des Neurotransmitters Acetylcholin beteiligt. Es überträgt dabei die Acetylgruppe vom Acetyl-Coenzym *A* auf Cholin.

Es ist anzunehmen, daß die Cholin-Acetyltransferase in mehreren molekularen Formen oder Konfigurationen vorkommt. Dabei handelt es sich um ein lösliches, cytoplasmatisches Enzym, dessen Aktivität und Löslichkeit von der Ionenstärke abhängen. An verschiedenen Hirnregionen durchgeführte Löslichkeitsuntersuchungen ergaben deutliche Unterschiede im Löslichkeitsverhalten (Tab. 42).

Die Entwicklung einer zuverlässigen histochemischen Nachweismethode zur Lokalisation der Cholin-Acetyltransferase leitet sich von der Forderung ab, die Orte der Acetylcholinsynthese zu erforschen, da die direkte topochemische Darstellung des Neurotransmitters Acetylcholin zur Zeit noch als methodisch unlösbar erscheint.

Von Burt und Kasa wurden Methoden zum histochemischen Nachweis dieses Enzyms entwickelt, die auf dem

Tabelle 42

Hirnregion	In Kryostatschnitten histochemisch noch nachweisbare Cholin-Acetyltransferaseaktivität in % der Gesamtaktivität (radiochemische Messungen)
Rückenmark	43–44
Neostriatum (Caudatum) (Putamen) und frontaler Kortex	26–27
Kerngebiete des Hypothalamus	39–74

gleichen Prinzip beruhen: Die während der Bildung von Acetylcholin aus Acetyl-Coenzym *A* freigesetzte SH-Gruppe wird mit Hilfe eines Schwermetalls, wie z. B. Blei, präzipitiert. Praktisch ergibt danach jedes Enzym, das unter den Inkubationsbedingungen der Reaktion Coenzym *A* freisetzen kann, eine positive Reaktion. Deshalb ist die Cholinabhängigkeit der Reaktion ein notwendiges Spezifitätskriterium. Ungeklärt ist die Frage, ob das jeweils endogen vorliegende Cholin für das Zustandekommen einer optimalen Reaktion ausreicht.

Der größte Nachteil ist jedoch, daß es noch keinen histochemisch anwendbaren, spezifischen, irreversiblen Hemmstoff für die Cholin-Acetyltransferase gibt. Burt kommt nach radiochemischen Vergleichsuntersuchungen zum Ergebnis, daß 70% des mit seiner Methode dargestellten Reaktionsproduktes auf Cholin-Acetyltransferase-Aktivität zurückzuführen seien. Kasa glaubt, mit seinem Verfahren, das sich von der Burtschen Methode in der Konzentration der Bleiionen, des Acetyl-Coenzym *A*, des Cholin und im Puffer unterscheidet, sogar 90% der Enzymaktivität zu erfassen. Eine Modifikation der Nachweismethode verhindert unter Anwendung der Technik semipermeabler Membranen Lösungsverluste am Enzym. Durch Zusatz von NaCl als Aktivator zum Inkubationsmedium konnte die Spezifität weiter erhöht werden (Hüther und Luppa).

4.5.5. *Carboanhydrase* (EC 4.2.1.1)

Das zinkhaltige Enzym Carboanhydrase katalysiert die Reaktion

$$H_2CO_3 \xrightleftharpoons{\textit{Carboanhydrase}} CO_2\uparrow + H_2O$$

Die Geschwindigkeit der auch spontan ablaufenden Reaktion wird durch das Enzym beträchtlich erhöht, so daß die Carboanhydrase für eine Reihe von Prozessen im Organismus sehr wesentlich ist.

Nach biochemischen Untersuchungen kommt das Enzym durchaus nicht ubiquitär vor, sondern ist auf bestimmte Organe, wie z. B. Kiemen der Fische, Speicheldrüsen, Erythrocyten, Niere, Magenschleimhaut, Pankreas, Zentralnervensystem, Ciliarkörper des Auges beschränkt. Diese Tatsache unterstreicht die Bedeutung des topochemischen Carboanhydrasenachweises.

Als Grundbedingung des histochemischen Enzymnachweises müssen sich die Gewebeschnitte während der Reaktion an der Oberfläche der Inkubationslösung befinden, damit das CO_2 ungehindert entweichen kann.

Von den entwickelten Nachweismethoden wurden die Original-Methode von Häusler 1958 und Hansson (1967) sowie Modifikationen am häufigsten für den licht- und elektronenmikroskopischen Enzymnachweis eingesetzt, nachdem die 1953 erschienene Kurata-Methode als unspezifisch erkannt wurde.

Nach Häusler liegt der Enzymreaktion folgender Mechanismus zugrunde:

$$2\,HCO_3^- \rightleftharpoons CO_3^{2-} + H_2CO_3$$

$$H_2CO_3 \xrightleftharpoons{CA} H_2O + CO_2$$

Die angereicherten CO_3^{2-} werden durch Co^{2+} des Mediums zu $CoCO_3$ präzipitiert.

Hansson sieht dagegen die Anreicherung von OH^- als entscheidende Voraussetzung für die Realisierung der Reaktion an. Es kommt dadurch zur Ausfällung von Cobalthydroxyd bzw. komplexem, basischem Calciumcarbonat am Enzymort.

$$\begin{array}{ccccccc} CO_3^- + H^+ & \rightleftharpoons & HCO_3^- + H^+ & \rightleftharpoons & H_2CO_3 & \overset{CA}{\rightleftharpoons} & \overset{\uparrow}{CO_2} + H_2O \\ + & & + & & & & \\ OH^- & & OH^- & & & & \\ \upharpoonleft\downharpoonright & & \upharpoonleft\downharpoonright & & & & \\ H_2O & & H_2O & & & & \end{array}$$

Die Enzymaktivität läßt sich bei beiden Methoden durch Acetazolamid, das besser vor der Schnittinkubation einzusetzen ist, hemmen. Diese Tatsache wird als wesentliches Spezifitätskriterium der Reaktion angesehen. Demonstrative Reaktionsergebnisse wurden besonders an den intrazellulären Sekretkapillaren der Belegzellen und an Erythrocyten beobachtet.

Nach Muther (1972) entbehren die Methoden zur Darstellung der Carboanhydrase-Aktivität aus folgenden Gründen der geforderten Spezifität für das Enzym: Das Reaktionsprodukt soll durch Bildung einer unbekannten reaktiven Cobaltverbindung in Abhängigkeit zur Enzymunabhängigen Alkalisierung des Mediums zustandekommen. Carboanhydrasehemmstoffe verzögern die Färbung durch eine Zwischenreaktion mit Cobalt und nicht durch Hemmung des Enzyms. Die Reaktion kann durch Agentien getrennt werden, die keine Carboanhydrasehemmstoffe sind (z. B. Natriumlaurylsulfat, 5-Aminothiodiazol).

Die Carboanhydrase-Methoden stellen nach Muther im Prinzip das Enzym dar. Der Reaktionsmechanismus unterscheidet sich jedoch von den Mechanismen, welche die Begründer der Methoden vorgeschlagen haben.

4.5.6. Oxidoreduktasen

Die Enzyme dieser Gruppe setzen die vom Organismus benötigte Energie durch Oxidation aus den Nährstoffen frei. Nach dem Mechanismus der Energiefreisetzung unterscheidet man Dehydrogenasen und Oxidasen.

4.5.6.1. Dehydrogenasen

Dehydrogenasen sind Enzyme, die von einem geeigneten Substrat Wasserstoff abspalten und auf Akzeptoren übertragen.

Beim histochemischen Nachweis wird diese Wirkungsweise ausgenutzt, indem man dem System einen Indikator zusetzt, der den Wasserstoff aufnimmt. Der Indikator muß dabei seine Farbe ändern sowie möglichst unlöslich im Gewebe ausfallen. Als Indikatoren wurden früher u. a. Natrium- und Kaliumtellurit sowie Natriumselenit verwendet. Darüber hinaus nutzte man auch die Entfärbung von Methylenblau durch Einwirkung der Dehydrogenasen als histochemische Methode. Die Ära der Dehydrogenasenhistochemie begann jedoch erst, nachdem Tetrazoliumsalze als Indikatoren der Enzymaktivität eingeführt worden waren.

Die Anwendung von wasserlöslichen Tetrazoliumsalzen beruht auf ihrer Umwandlung in ein wasserunlösliches, farbiges Formazan durch reduzierende Substanzen. Bei der histochemischen Reaktion fungieren die Tetrazoliumsalze als Wasserstoffakzeptoren, wie es am Beispiel der Reduktion des früher häufig verwendeten Triphenyltetrazoliumchlorides (*TTC*) zu rot gefärbtem Formazan zu erkennen ist:

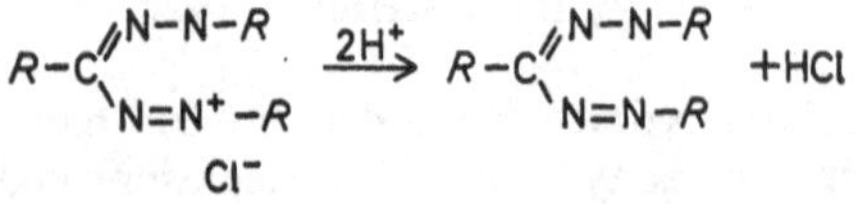

Tetrazoliumsalz (farblos) — Formazan (farbig)

TTC wurde nach und nach durch eine Reihe neusynthetisierter Tetrazoliumsalze verdrängt, deren Formazane für die mikroskopische Untersuchung bessere Farbeigenschaften aufwiesen. Dazu gehören: *NT* (Neotetrazoliumchlorid), *BT* (Blue tetrazolium, Tetrazoliumblau), *MTT* [3-(4.5-Dimethylthiazolyl-2-)-2.5-diphenyl-tetrazoliumbromid], *JNT* (Jodnitrophenyltetrazolium), Nitro-*BT* und *TNBT* (Tetranitro-*BT*).

Die Anwendbarkeit der Tetrazoliumsalze hängt von verschiedenen Eigenschaften ab. Als Wasserstoff-(Elektronen)-Akzeptoren müssen sie den Wasserstoff aufnehmen, der über das ganze System der Trägersubstanzen bis zum molekularen Sauerstoff wandert. Daraus ergibt sich, daß das Redoxpotential (Oxidationsfähigkeit) der einzelnen Tetrazoliumsalze ein wesentliches Kriterium für ihre histochemische Verwendung ist.

Neben dem Redoxpotential der Tetrazole sind die Eigenschaften der Formazane von wesentlicher Bedeutung für den histochemischen Dehydrogenasen-Nachweis. Folgende Faktoren sind wichtig: a) Feinstruktur, b) Substantivität, c) Löslichkeit.

Eine zelluläre Enzymlokalisation ist nur dann möglich, wenn die verwendeten Tetrazoliumsalze ein amorphes oder höchstens mikrokristallines Formazan bilden. Durch Komplexbildung mit Metallsalzen kann im Verlauf der Inkubation eine Auskristallisation des Formazans verhindert werden. Dies ist z. B. bei der *MTT*-Cobalt-Methode der Fall.

Eine gewisse Substantivität, d. h. Bindungsfähigkeit des Formazans an Proteine, ist erforderlich. Dabei darf es nicht zur sekundären Adsorption an andere Gewebskomponenten kommen.

Formazane sind in Wasser unlöslich, neigen aber zur Löslichkeit in Lipiden. Diese ungünstige Eigenschaft besitzen ältere Tetrazole (z. B. *TTC*). Nitro-*BT* und besonders Tetranitro-*BT* zeigen eine geringe Lipidlöslichkeit oder sind in Lipiden unlöslich. Nach den vorliegenden umfangreichen Untersuchungen zum histochemischen Nachweis von Dehydrogenasen ermöglichen die Formazane von *MTT*, Nitro-*BT* und Tetranitro-*BT* eine lichtmikroskopische intrazelluläre Lokalisation.

Für den elektronenmikroskopischen Dehydrogenasennachweis erwiesen sich Nitro-*BT* und Tetranitro-*BT* in Verbindung mit der osmiophilen Thiocarbamylgruppe (Abkürzung *TC—NBT*) als geeignete Reagentien. Tetranitro-*BT* kann ebenfalls verwendet werden. Allerdings ist hierbei mit Formazanverlusten, die während der Einbettung zustande kommen, zu rechnen.

Verschiedene Dehydrogenasen und Diaphorasen lassen sich außerdem mit Ferricyanid nachweisen, das von der Atmungskette Elektronen aufnehmen kann und dabei zu Ferrocyanid reduziert wird. Ferrocyanid bildet in Gegenwart von Cu^{2+} elektronendichtes, feingranuläres Kupferferrocyanid.

Der Nachweis von NAD^+ — oder $NADP^+$ — abhängigen Dehydrogenasen verläuft in 2 Stufen (im Schema I und II):

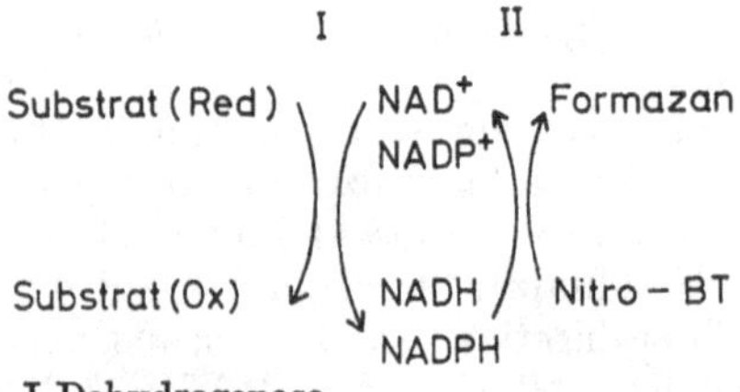

I Dehydrogenase
II *NADH:* Tetrazolium-Oxidoreduktase
oder
NADPH: Tetrazolium-Oxidoreduktase (nach Meijer, 1975)

Die enzymatische Oxidation des Substrates ergibt *NADH* oder *NADPH* (I). In der 2. Reaktionsstufe (II) wird das Tetrazoliumsalz in der nachgeschalteten „Indikatorreaktion" zum Formazan reduziert, und zwar durch eine Diaphorase. Dabei wird das reduzierte *NADH* oder *NADPH* reoxidiert. Die Formazanbildung vollzieht sich also am Wirkungsort der Diaphorase, d. h. gewöhnlich mitochondrial.

4.5.6.1.1. Anwendung von Phenazinmethosulfat und Polyvinylalkohol-Gelmedien

1. Phenazinmethosulfat

Das lichtempfindliche Phenazinmethosulfat kann beim Dehydrogenasennachweis den Lipoproteinkomplex des Enzyms ersetzen. Als nichtenzymatischer Wasserstoffüberträger ist es in der Lage, Wasserstoff vom Coenzym direkt auf den Indikator zu übertragen (Schema Seite 233). Auf diese Weise ist es möglich, eine Farbreaktion (Formazanbildung) Coenzym-abhängiger Dehydrogenasen unabhängig von der Diaphorase-Aktivität zu erreichen (Seite 230). Wichtig ist, daß Nitro-*BT* durch Vermittlung von Phenazinmethosulfat seine Bindungsfähigkeit (Substantivität) bewahrt.

Der Verlust löslicher Dehydrogenasen läßt sich durch Zusatz von Phenazinmethosulfat in einer Konzentration von 0,08 mg/m*l* zum Inkubationsmedium einschränken, jedoch nicht verhindern. Dabei muß außerdem eine gewisse Enzymdislokation in Kauf genommen werden.

2. Polyvinylalkohol (*PVA*)-Gelmedium

Die Anwendung von *PVA*-Gelmedien ist bei der Darstellung löslicher *NAD*-abhängiger Dehydrogenasen von Bedeutung, da durch *PVA* die Enzymdiffusion während der Inkubation weitgehend, aber nicht vollständig verhindert werden kann. Durch Anwendung semipermeabler Membranen (s. Seite 240) läßt sich jedoch das Diffusionsproblem noch besser lösen.

4.5.6.1.2. Vor- und Nachbehandlung der Präparate

Eine reale Beurteilung einer histochemischen Dehydrogenase-Reaktion ist u. a. dann möglich, wenn es während der Inkubation zu einer linearen Beziehung zwischen der Enzymaktivität im Schnitt und der Quantität des Reaktionsproduktes kommt. Unter dieser Bedingung ist eine

Fixierung ungünstig, da sie immer zu einer teilweisen Enzyminaktivierung führt. Sollen die Dehydrogenasennachweise zur Charakterisierung von Stoffwechselvorgängen dienen, so ist eine Fixation sowohl am Gewebe wie auch am Schnitt zu meiden. Im Anschluß an die Inkubation kann man eine Nachfixation der Präparate mit 10% Formalin durchführen.

4.5.6.1.3. Nothing Dehydrogenase-Reaktion

Darunter versteht man eine Formazanbildung, die in einem *NAD*-haltigen Medium ohne Substratzusatz zustande kommen kann und mit steigender Alkalität zunimmt. Wachsende *NAD*-Konzentration führt ebenfalls zu einer Steigerung des Effektes. Sulfhydrylgruppen hemmende Substanzen blockieren die „Nothing Dehydrogenase"-Reaktion vollständig. Zur Vermeidung dieser vom nachgewiesenen Enzym unabhängigen Reaktionen sollte der pH-Wert des Inkubationsmediums neutral gehalten (pH 7,0 bis 7,2) und die geeignete *NAD*-Konzentration in Voruntersuchungen mit abgestuften *NAD*-Konzentrationen in Inkubationsmedien mit und ohne Substratzusatz ermittelt werden. „Nothing Dehydrogenase"- Reaktion kann z. T. auch enzymatisch bedingt sein.

4.5.6.1.4. Histochemie einiger ausgewählter Dehydrogenasen

1. Succinat-Dehydrogenase (Succinat-(Akzeptor)-Oxidoreduktase; EC 1.3.99.1)

Das streng substratspezifische Enzym steuert im KREBS'schen Zitronensäurezyklus die Oxidation von Bernsteinsäure zu Fumarsäure:

$$COOH—CH_2—CH_2—COOH \rightleftharpoons COOH—CH=CH—COOH$$

Succinat-Dehydrogenase ist ein —SH-haltiges, spezifisch und fest an die Mitochondrien gebundenes Enzym (mitochondriales „Marker"-Enzym). Da es zu den Flavoproteinen gehört, kann es die Elektronen ohne Vermittlung der Pyridinnucleotide weiter übertragen.

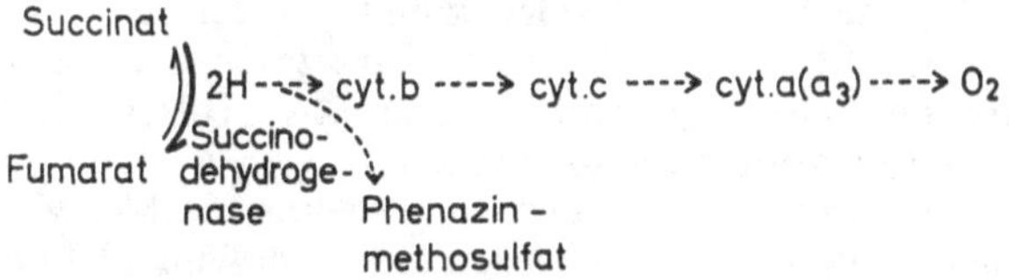

Durch Zusatz von Phenazinmethosulfat zum Inkubationsmedium fällt die Reaktion intensiver aus. 0,05 M Malonat im Reaktionsmedium führt zu einer selektiven Hemmung der Succinat-Dehydrogenaseaktivität. Bei exakter Einhaltung der Reaktionsbedingungen erfolgt die Bildung des Reaktionsproduktes quantitativ in linearer Beziehung zur Enzymaktivität. Diese Tatsache unterstreicht die Bedeutung des histochemischen Succinat-Dehydrogenasennachweises.

2. Lactat-Dehydrogenase (L-Lactat: *NAD*+-Oxidoreduktase; EC 1.1.1.27)

Das zum glykolytischen System gehörende lösliche Enzym katalysiert die Oxidation von Lactat zu Pyruvat:

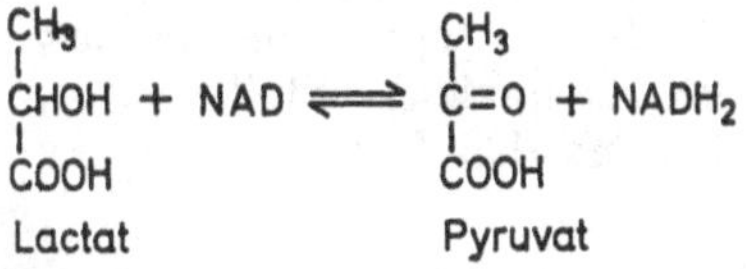

Lactat-Dehydrogenase kommt in multiplen molekularen Formen vor. In Säugerorganen besteht sie aus 5 Isoenzymen, von denen jedes aus 4 Monomeren aufgebaut ist. Da sich die 5 Isoenzyme biochemisch und physikalisch unterschiedlich verhalten, ist es möglich, eine Enzymtrennung am Schnitt vorzunehmen. Zur Isoenzymdifferenzierung wurden 3 Methoden getestet:

a) die Variation von Substratkonzentrationen zur Bestimmung von den 2 Monomeren-Typen (*A*- und *B*-Monomeren); b) die Harnstoffvorinkubation; c) die Sulfithemmung.

Mit Hilfe dieser Methoden konnte in der Leber eine unterschiedliche Verteilung der Isoenzyme der Lactat-Dehydrogenase registriert werden. Die Diffusion der Lactat-Dehydrogenase in das Inkubationsmedium läßt sich neuerdings durch Anwendung semipermeabler Membranen (Seite 240) so weit einschränken, daß nunmehr der histochemische Enzymnachweis für Stoffwechselfragestellungen besser geeignet ist.

3. Glucose-6-Phosphat-Dehydrogenase (Glucose-6-Phosphat: *NADP*-Oxidoreduktase; EC 1.1.1.49)

Die lösliche, *NADP*-abhängige Glucose-6-Phosphat-Dehydrogenase katalysiert als Initialenzym des Pentosephosphatzyklus in Gegenwart von *NADP* folgende Reaktion:

$$\text{Glucose-6-Phosphat} + NADP \rightleftharpoons \text{6-Phosphogluconsäure-}\delta\text{-lacton} + NADPH + H^+$$

Innerhalb des intermediären Stoffwechsels dient das Enzym weniger der Energiegewinnung als der Bereitstellung von spezifischen Bausteinen für die *RNS*-Synthese (z. B. Ribose) und der Erzeugung von reduziertem *NADP (NADPH)*. Die topochemische Enzymdarstellung ermöglicht den Nachweis der Stellen, in denen der Pentosephosphatzyklus abläuft.

4.5.6.2. Oxidasen und Peroxidasen

Oxidasen übertragen Wasserstoff auf Sauerstoff. Mit dem vom Substrat abgegebenen Wasserstoff wird der Sauerstoff zu Wasser reduziert.

Peroxidasen katalysieren die Oxidation eines Substrates durch Wasserstoffperoxid:

$$\text{Peroxidase} + H_2O_2 \rightarrow \text{Peroxidase } H_2O_2$$
$$\text{Substrat} \cdot H_2 + \text{Peroxidase} \cdot H_2O_2 \rightarrow \text{Oxidiertes Substrat} + \text{Peroxidase} + 2\,H_2O$$

4.5.6.2.1. Cytochromoxidase (EC 1.9.3.1)

Das Enzym katalysiert die Elektronenübertragung vom Cytochrom c auf den Sauerstoff. Es ist eine Eisen enthaltende echte aerobe Oxidase, die mit Ausnahme der Erythrocyten und anaeroben Bakterien praktisch in allen Zellen vorkommt. Das Enzym ist unlöslich und fest an Mitochondrien gebunden. Seine Wirkung hängt von der reversiblen Oxidation und Reduktion des Cofaktors Eisen ab. Dabei werden Elektronen des Wasserstoffs auf molekularen Sauerstoff übertragen. Bei diesem Vorgang entsteht Wasser:

$$Fe^{3+} \rightleftharpoons Fe^{2+}$$

$$\underset{(Cytochrom)}{Substrat \cdot H_2} + \frac{1}{2} O_2 \rightleftharpoons Substrat + H_2O$$

Der histochemische Nachweis der Cytochromoxidase geht auf die Beobachtung von Paul EHRLICH zurück, daß durch eine Lösung von α-Naphthol und Dimethyl-p-phenylendiamin (Kurzbezeichnung: *Nadi*) bei Tieren Granula des gekoppelten Oxydationsproduktes Indophenolblau zur Ausfällung kommen:

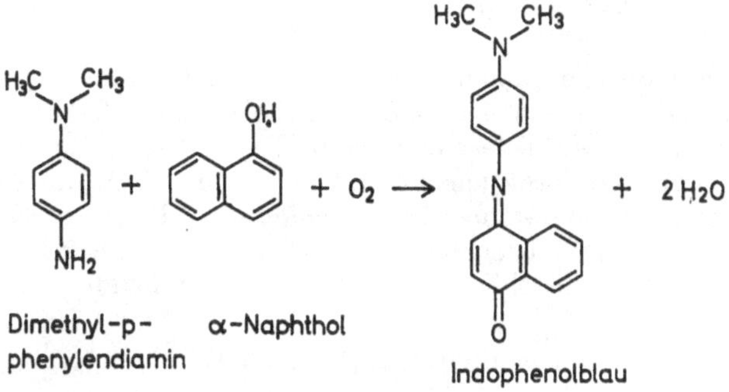

Nach eingehenden Untersuchungen wurde festgestellt, daß Indophenolblau durch die Cytochromoxidase gebildet wird und die früher angenommene Indophenoloxidase und die Cytochromoxidase identisch sind. Der Wert der *Nadi*-Reaktion wird durch die geringe Haltbarkeit des Reaktionsproduktes Indophenolblau und seine Neigung zur Lösung in Lipiden etwas eingeschränkt.

Einen Fortschritt in der lichtoptischen Enzymdarstellung brachten die Untersuchungen von BURSTONE. Das von ihm entwickelte Nachweisverfahren liefert ein stabiles Reaktionsprodukt. Aus einer größeren Zahl getesteter Amine erwies sich die Verbindung N-phenyl-p-phenylendiamin als günstigstes Substrat. Als Kuppler diente eine Reihe von substituierten Naphtholen, z. B. 1-Hydroxy-2-naphthoesäure. Die Stabilität des Reaktionsproduktes wird durch Chelatbildung mit Hilfe von Kobalt bewirkt.

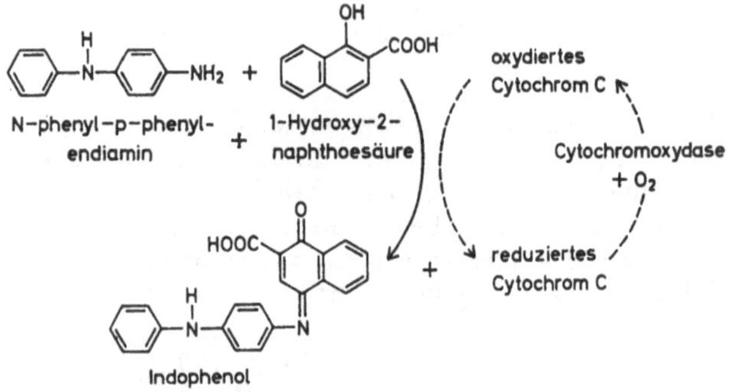

Für die elektronenmikroskopische Cytochromoxidasedarstellung erwies sich 3,3'-Diaminobenzidin (*DAB*) als geeignet. *DAB* liefert im System der *Nadi*-Reaktion ein osmiophiles Reaktionsprodukt, das mit OsO_4 in ein schwarzes, elektronendichtes, unlösliches Polymer (Osmiumschwarz) überführt werden kann. Das Reaktionsprodukt ist ausschließlich in Mitochondrien lokalisiert.

4.5.6.2.2. Monoaminoxidase (EC 1.4.3.4)

Monoaminoxidase (*MAO*) katalysiert die oxidative Desaminierung von Monoaminen zu Aldehyden:

$$RCH_2NH_2 + O_2 + H_2O \leftrightharpoons RCHO + H_2O_2 + NH_3$$

Das strukturgebundene, in den Mitochondrien lokalisierte Enzym reagiert besonders mit den Substraten Tryptamin, 5-Hydroxytryptamin und Tyramin. Der Abbau des Noradrenalins wird dagegen weniger beeinflußt. Die Monoaminoxidase spielt eine wichtige Rolle bei der Entgiftung und im Metabolismus von Aminen. Ihre funktionelle Bedeutung ist im einzelnen noch nicht aufgeklärt. Im Nervensystem wird die *MAO*, die durch Amphetamin und Marsilid gehemmt werden kann, häufig als Indikatorenzym (Leitenzym) für aminerge Strukturen verwendet.

Die lichtmikroskopische histochemische Darstellung der *MAO* basiert auf 3 Nachweisprinzipien:

a) auf dem Nachweis der Aldehydgruppen oxidierter Amine; b) auf der Pigmentbildung beim oxidativen Abbau von Tryptamin oder 5-Hydroxytryptamin; c) auf der Formazanbildung durch Reduktion von Tetrazolium während der oxidativen Desaminierung des Amin-Substrates.

Auf dem letztgenannten Prinzip beruht die Methode nach GLENNER, BURTNER und BROWN unter Verwendung von Tryptaminhydrochlorid als Substrat und Nitro-*BT* als Wasserstoff-Akzeptor (Seite 229). Diese Methode hat sich besonders zur *MAO*-Darstellung im Zentralnervensystem bewährt. Daneben wurde eine Reihe von Modifikationen entwickelt.

Dem elektronenmikroskopischen Enzymnachweis liegt ebenfalls die Reduktion von Tetrazoliumsalzen zugrunde, wobei das osmiophile *TC-NBT* (Seite 230) auswertbare Ergebnis liefert.

4.5.6.2.3. Peroxidase (EC 1.11.1.7)

Die verschiedenen Peroxidasen stellen ein Enzymsystem dar, dessen Hauptaufgabe die Zerstörung von H_2O_2 in den Zellen ist. Die gleiche Funktion können die Cytochrom-C-Peroxidase und die Katalase ausüben. Katalase und Peroxidasen besitzen einen ähnlichen

Reaktionsmechanismus. Bei hoher H_2O_2-Konzentration reagiert die Katalase als Katalase, während sie bei geringer H_2O_2-Konzentration eine Peroxidasewirkung ausübt. Unter physiologischen Bedingungen wirkt die Katalase fast ausschließlich als Peroxidase.

Die bei Tieren und Pflanzen vorkommenden Peroxidasen unterscheiden sich durch die Hämingruppe. Pflanzliche Peroxidasen enthalten als prosthetische Gruppe Protohämin (Fe^{3+}-Protoporphyrin-rotes Hämin), tierische Peroxidasen oder Verdoperoxidasen dagegen ein grünes Hämin. Besondere Bedeutung erlangte die Meerrettich-Peroxidase zur Markierung von Antikörpern sowie als MARKER-Enzym zur Kennzeichnung von Transport- und Permeabilitätsprozessen in tierischen Geweben. Hierbei ist das geringe Molekulargewicht des Enzyms (MG 44000) von Vorteil.

Peroxidasen sind in der Lage, verschiedene aromatische Amine und Phenole zu gefärbten Verbindungen zu oxidieren. Diesem Reaktionsverhalten liegt in erster Linie die histochemische Darstellung der Peroxidasen zugrunde, für die folgende Methoden bekannt sind:

a) Benzidin-Technik; b) alkalische *Nadi*-Reaktion; c) α-Naphthol-Reaktion; d) Leuko-Farbstoff-Methode; e) Thioindoxylmethode; f) *DAB*-Methode.

Aktuelle Bedeutung besitzt besonders die von GRAHAM und KARNOVSKY entwickelte Diaminobenzidin (*DAB*)-Methode, bei der das Oxidationsprodukt von 3,3'-Diaminobenzidin zu einem osmiophilen Polymer kondensiert. Die Methode dient hauptsächlich der elektronenoptisch-cytochemischen Identifizierung von Peroxisomen. Sie kann jedoch zum gleichen Zweck auch für lichtoptische Untersuchungen herangezogen werden (Seite 259).

4.5.7. *Enzymnachweis mit Hilfe der Substratfilmtechnik und der Technik mit semipermeablen Membranen*

4.5.7.1. *Substratfilm-Technik*

Bei der von DOUST entwickelten Technik werden frische Gewebeschnitte mit einem dünnen Substratfilm in Kontakt gebracht. Nach einer gewissen Einwirkungsdauer werden mit Hilfe einer histochemischen Reaktion oder

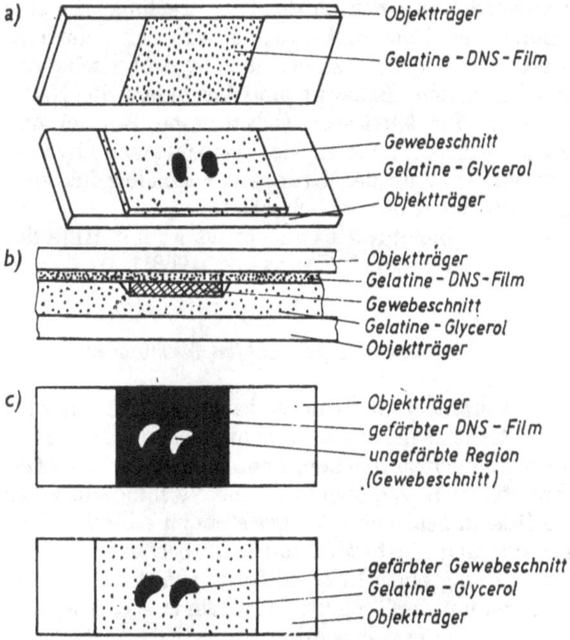

Abb. 4. Schematische Darstellung der Substratfilm-Technik
a) unbehandeltes Material
b) Material während der Behandlung
c) Film und Gewebeschnitte nach der Trennung und Färbung
(nach PEARSE, 1972)

Färbung die Stellen im Substratfilm ermittelt, die nicht reagiert haben. Die im Film ungefärbten Regionen stimmen mit den Orten der Enzymaktivität der aufliegenden Gewebeschnitte überein (Abb. 4).

Das vom Prinzip her einfache Verfahren erfordert manuelles Geschick, so daß zufriedenstellende Resultate in der Regel erst nach einer gewissen Einarbeitungszeit erzielt werden. Die erfolgreiche Durchführung der Methode ist darüber hinaus an eine Reihe von Bedingungen geknüpft, u. a. muß das Substrat in Wasser unlöslich und für das Enzym zugänglich sein.

Bisher wurden mit der Substratfilm-Technik, die eine Beurteilung der Enzymlokalisation auf der zellulären Ebene nicht gestattet, hauptsächlich hydrolytische Enzyme nachgewiesen. Bekannt sind besonders die Nachweismethoden für Nucleasen (DNase und RNase) und Proteasen. Außerdem lassen sich verschiedene Glykosidasen darstellen. Aus der Gruppe der Oxidoreduktasen ist bisher nur der Katalasenachweis bekannt.

Ein sehr sensibler Proteasennachweis ist mit Hilfe der Farbfilm-Technik möglich (FRATELLO, 1968).

4.5.7.2. Technik mit semipermeablen Membranen

Die Membrantechnik wurde hauptsächlich entwikkelt, um lösliche Enzyme der histochemischen Darstellung zugänglich zu machen. Die Anwendung einer Gefrierschnittfixation, die ebenfalls eine Verminderung der Enzymdiffusion beabsichtigt, aber stets zu teilweiser Enzyminaktivierung führt, wird dadurch überflüssig. Neben der Verhinderung einer Enzymdiffusion in das Substratmedium kann mit der Technik außerdem eine ortsrichtige Enzymdarstellung erzielt werden.

Das Prinzip der Technik besteht in der Trennung des Gewebeschnitts vom Medium durch eine den Proteindurchtritt verhindernde Membran (Dialyseschlauch). Da der Gewebeschnitt außen auf der Membran angebracht wird, dient diese als Objektträger. Für die praktische Durchführung eignet sich ein Zylinder aus Leichtmetall oder Plast, der im Brutschrank während der Inkubation an einer passenden Vorrichtung aufgehängt werden kann (Abb. 5). Das durch Agar gelifizierte Inkubationsmedium füllt man auf der dem Schnitt gegenüberliegenden Membranseite in den Zylinder ein. Im Anschluß an die Inkubation wird der Gewebeschnitt mit der Membran aus dem Zylinder herausgeschnitten. Nach Entfernung des Agar kann man ihn in 4% Formalin fixieren, anschließend wässern, auf den Objektträger bringen und mit Glyceringelatine eindecken.

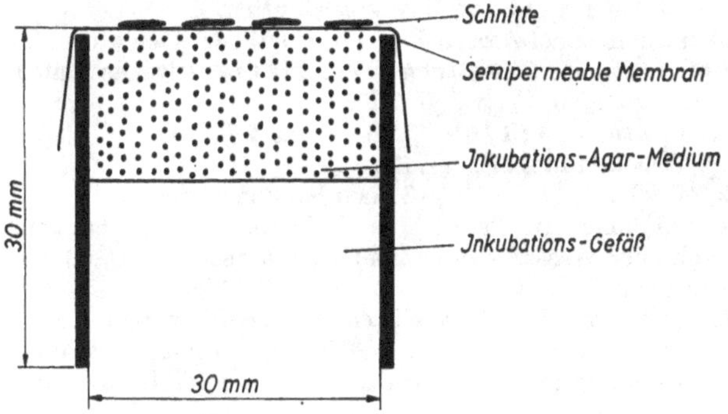

Abb. 5. Vorrichtung zur Durchführung der Technik mit semipermeablen Membranen (Erklärung im Text)

Mit der Technik für semipermeable Membranen wurde bereits eine Reihe lysosomaler (Lojda Seite 256) und oxidativer Enzyme (Meijer) mit guter Lokalisation nachgewiesen. Es liegt auf der Hand, daß durch Anwendung semipermeabler Membranen verschiedene enzymhistochemische Nachweise für die Bearbeitung von Fragen des Stoffwechsels besser geeignet sind.

4.5.8. Methoden zur histochemischen Darstellung von Enzymen

Calcium-Cobaltmethode für die Darstellung unspezifischer alkalischer Phosphatase nach GOMORI (1952)

Durchführung:

1. Kleine Gewebestücke werden in 10%igem neutralen Formalin 10 h bei +4°C oder in Äthanol-Aceton 1 : 1 bei +4 °C (12 h) fixiert.

2. Weiterbehandlung der Objekte:

a) nach Formalin-Fixation

Auswaschen der Gewebeblöcke in mehrmals gewechseltem dest. H_2O und Anfertigung von Kryostatschnitten.

b) nach Äthanol-Aceton-Fixation (Methode nach GÖSSNER)

Entwässerung und Einbettung in Paraffin über folgende Stufen:

3 Acetonstufen	je 3 h	
Äther-Äthanol 1 : 1	3 h	bei 4 °C
2% Celloidin in Äther	12 h	
2 Benzolstufen	je 30 min bei Zimmertemperatur	

Durchtränkung mit Paraffin im Vakuum (Vakuum-Paraffinschrank oder Wasserstrahlpumpe) bei +54 bis +56 °C, 30 min, anschließend Einbettung.

Anfertigung von Paraffinschnitten, Strecken der Schnitte auf der Streckplatte (bis höchstens +40 °C), Entfernung des Wassers mit Fließpapier und Trocknen der Schnitte im Brutschrank, 30 min.

Entparaffinieren der Schnitte und überführen in dest. Wasser wie folgt:

Xylol	Aceton : Wasser 1 : 1
Aceton (absolut)	Wasser

3. Inkubation der unter 2a bzw. 2b gewonnenen Schnitte in folgender Inkubationslösung für 5 min bis 4 h bei +37 °C:

3% Na-β-Glycerophosphat	10 ml	
2% Veronalnatrium	10 ml	
dest. Wasser	5 ml	pH 9,4
2% $CaCl_2$	20 ml	
5% Magnesiumsulfat	1 ml	

4. Schnitte mit fließendem Wasser spülen.

5. Behandlung mit 2%iger Kobaltnitrat- oder Kobaltacetatlösung, 3—5 min.

6. Waschen mit dest. Wasser.
7. Schnitte 1–2 min mit verdünnter Ammoniumsulfidlösung behandeln.
8. Gründlich mit dest. Wasser waschen (Gegenfärbung in 1% Eosin, 5 min, möglich).
9. Entwässern über aufsteigende Alkoholreihe, Xylol, Neutralbalsam.

Ergebnis:

Strukturen mit Aktivität alkalischer Phosphatase sind schwarz oder braunschwarz gefärbt.

Kontrollen:

Inkubation ohne Substrat; Inkubation mit Zusatz von 0,05 M L-Phenylalanin zum Medium; Schnitte vor der Bebrütung 10 min in dest. Wasser kochen.

Bemerkungen:

Mit der angeführten Paraffineinbettungsprozedur kann man eine sehr gute Enzymlokalisation erzielen, z. B. im Stäbchensaum der Saumzellen des Dünndarmepithels oder in den Hauptstückzellen der Niere. Der Verlust an Enzymaktivität ist jedoch wesentlich größer als an formalinfixierten Gefrierschnitten. Eine Kernreaktion ist häufig auf die Präzipitation diffundierter Phosphationen im Kernraum zurückzuführen.

Bleisalzmethode für den Nachweis unspezifischer saurer Phosphatase nach GOMORI (1950)

Durchführung:

1. Stückfixation in kaltem Formalin-Calcium nach BAKER, Gefrierschnitte. Kryostatschnitte, nachfixiert in kaltem Formalin-Calcium, 10–15 min, oder kaltem Aceton, 15–30 min.
2. Inkubation bis 30 min bei 37 °C in folgender, jeweils frisch bereiteter Substratlösung:

0,05 M Acetatpuffer, pH 5,3	50,0 ml
3% Natrium-β-glycerophosphat	5,0 ml
Bleiacetat oder Bleinitrat	80 mg

3. Schnitte 4× in dest. Wasser spülen, insgesamt 1–2 min.
4. Behandeln mit 0,5–1% Ammoniumsulfidlösung, etwa 1–2 min.

5. Schnitte gründlich mit mehrmals gewechseltem dest. Wasser spülen.

6. Eindecken mit Glyceringelatine bzw. über aufsteigende Alkoholreihe rasch entwässern, mit Xylol aufhellen und in Neutralbalsam einschließen.

Ergebnis:

Enzymaktivität wird durch braunschwarze Bleisulfidniederschläge angezeigt.

Kontrolle:

Die Reaktion ist nach Inkubation ohne Substrat oder nach Zusatz von 0,01 M Natriumfluorid zum Inkubationsmedium negativ.

Bemerkungen:

Die zuverlässigsten Resultate erhält man, wenn die Schnitte frei flottierend von Charge zu Charge geführt werden. Bei Fixierung mit kaltem Aceton und anschließender Vakuum-Paraffineinbettung sind die Inkubationszeiten in Abhängigkeit vom untersuchten Gewebe bis zu 4 Stunden auszudehnen. Schnittentwässerung und Einschluß über Xylol in Neutralbalsam oder andere synthetische Einbettungsmedien führen zu einem geringen Verlust der die Enzymaktivität anzeigenden Bleisulfidpräzipitate.

Mit kaltem Formalin fixierte Gewebestücke können in einer Lösung von 0,88 M Sucrose und 1% Gummiakazia bei +4°C einige Wochen aufbewahrt werden, ohne daß ein wesentlicher Enzymverlust eintritt. Bis 6 Stunden nach dem Tode des Organismus wurden keine auffallenden Veränderungen in der Lokalisation der saure Phosphatase-Aktivität festgestellt.

Nachweis der unspezifischen sauren Phosphatase mit der Naphtol-AS-Methode und hexazotiertem Pararosanilin nach Lojda (1962)

Durchführung:

1. Fixation kleiner Gewebestücke mit Formalin-Calcium nach Baker bei +4°C, 12—24 h; Anfertigung von Gefrier- oder

Kryostatschnitten. Native Gefrierschnitte 15—60 min in kaltem Formalin-Calcium nachfixieren und in kaltem Wasser waschen, 5 min.

2. Inkubation 30—90 min bei Zimmertemperatur (bei +37 °C verkürzen sich die Inkubationszeiten) oder im Kühlschrank (mehrere Stunden) mit folgender Lösung:

Naphthol-*AS-BI*-Phosphat	5 mg (frisch gelöst in 0,25 m*l* Dimethylformamid)
0,1 M Acetatpuffer (pH 5,0—5,5)	10 m*l* (sofort zugeben)
5% $MnCl_2$	1—2 Tropfen
Hexazotiertes Pararosanilin	0,3—0,9 m*l*

pH nachprüfen und evtl. einstellen;
Lösung filtrieren!

Herstellung von hexazotiertem Pararosanilin:

Gleiche Teile von kaltem 4% Pararosanilin in 2 N HCl und kaltem 4% wäßrigem $NaNO_2$ im Eis unter ständigem Schütteln mischen, bis die Lösung hellgelb wird (ca. 1—2 min). Tropfenweise 1 N NaOH zusetzen, bis pH 6,0 eingestellt ist (wegen der starken Verdunstung der Flüssigkeit muß pH-Prüfung rasch erfolgen!).

3. Schnitte mit dest. Wasser und fließendem Wasser spülen.
4. Eindecken mit Glyceringelatine.

Ergebnis:

Aktivität unspezifischer saurer Phosphatase wird durch leuchtend rote Farbstoffablagerungen angezeigt.

Kontrollen:

wie bei Gomori-Methode (Seite 243).

Bemerkungen:

Es empfiehlt sich, mit Formalin-Ca fixierte Gewebestücke vor dem Anfertigen von Gefrier- oder Kryostatschnitten 3—4 h oder auch länger mit kalter 7,5%iger Sucroselösung zu behandeln. Die hellgelbe Farbe der hexazotierten Pararosanilinlösung ist für die Reaktion von Bedeutung. Verunreinigungen des Farbstoffes sowie unvollständige Hexazotierung können zu stärkeren unspezifischen Hintergrundfärbungen führen.

Elektronenmikroskopische Darstellung der unspezifischen sauren Phosphatase mit der Bleisalzmethode (Maunsbach, 1966, *nach* Gomori, 1952)

Durchführung:

1. Kleine Gewebestücke in 2—3% Glutaraldehyd-0,1 M Cacodylatpuffer pH 7,2 bei 0 bis +4 °C fixieren, 2—4 h.
2. Waschen in 0,1 M Cacodylatpuffer pH 7,2 mit 7,5% Sucrose bei 0 bis +4 °C, 2—4 h.
3. 30—50 μm Gefrierschnitte oder 50 μm-Schnitte mit dem Tissue sectioner anfertigen und im Puffer auffangen.
4. Inkubation 7—15 min bei +37 °C in folgendem Medium:

Na-β-Glycerophosphat	10 ml
0,05 M Acetatpuffer pH 5,0—5,3	10 ml
0,2% Bleinitrat	20 ml
Aqua dest.	10 ml

5. Schnitte mit 0,05 M Acetatpuffer pH 5,0—5,3 spülen, 2—5 min. (Zur Kontrolle können einige Schnitte mit Ammoniumsulfidlösung visualisiert werden.)
6. Nachfixierung mit gepufferter OsO_4-Lösung: 12,5 ml 2% OsO_4, 5,5 ml 0,1 N HCl, 1,8 ml 8,5% NaCl, 5 ml 0,1 M Veronal-Acetatpuffer pH 7,2; 30 min—1 h oder Schnitte ohne Nachfixierung entwässern.
7. Entwässerung mit Äthanol, Einbettung in Epon oder Mikropal (Vestopal). Kontrastierung am Ultradünnschnitt.

Ergebnis:

Präzipitate in Lysosomen und im Golgi-Komplex sind als Orte saurer Phosphataseaktivität anzusehen.

Kontrollen:

Inkubation im substratfreien Medium. Zusatz von 0,01 M NaF zum Inkubationsgemisch.

Bemerkungen:

Der Reaktionsausfall ist u. a. von der Beschaffenheit des Substrates abhängig. Bei Substraten mit einem geringen Gehalt von α-Isomeren kommt es kaum zur Bildung unspezifischer Präzipitate. Nach Verwendung von

Na-β-Glycerophosphat mit einem Gehalt von nur 0,1% α-Isomer konnte MAUNSBACH (1966) weder im Zellkern noch im Cytoplasma Niederschläge feststellen. Eine unspezifische Hintergrundfärbung läßt sich weitgehend verhindern, wenn die Schnitte im Anschluß an die Inkubation (Reaktionsschritt 4) bis maximal 30 sec (in der Regel jedoch nur einige sec) in 2% Essigsäure gewaschen werden. Dabei werden offensichtlich auch spezifische Niederschläge reduziert (DESMET).

Nachweis Calcium-aktivierter Adenosintriphosphatase-Aktivität mit der Calcium-Cobalt-Technik nach PADYKULA *und* HERMAN (1955), *modifiziert nach* NOVIKOFF *und Mitarb.* (1961)

Durchführung:

1. Gewebe rasch mit CO_2-Schnee oder gekühltem Isopentan einfrieren.

2. 15 µm Gefrier- oder Kryostatschnitte anfertigen und mit einem Pinsel in eiskalte (−2 bis −3 °C!) 10%ige neutrale Formalin-Calcium-Lösung (10 m*l* 35−40%ige Formaldehydlösung, 90 m*l* 1%ige $CaCl_2$-Lösung; Zusatz von Calciumcarbonatstücken, filtrieren) bringen, 10 min.

3. Schnitte in einer 1%igen Lösung von Calciumchlorid auswaschen, 2 min.

4. Inkubation der frei flottierenden Schnitte 15 min bei 37 °C in folgendem, frisch hergestelltem Medium:

0,1 M (2,062%) Natriumbarbiturat	20 m*l*
2% $CaCl_2$	10 m*l*
dest. Wasser	30 m*l*
ATP (Natriumsalz)	152 mg

Einstellen der Inkubationslösung auf pH 9,2−9,4 mit 0,1 N NaOH und auffüllen der Lösung mit dest. Wasser auf 100 m*l*.

5. Waschen der Schnitte in 3 Chargen von 1% $CaCl_2$-Lösung.

6. Übertragen in 2% Cobaltchlorid (o.-nitrat)-Lösung, 3 bis 5 min.

7. Waschen 4 × in dest. Wasser, insgesamt 1 min.

8. Behandeln mit Ammoniumsulfidlösung (einige Tropfen auf 100 m*l* dest. Wasser), 3−5 min.

9. Waschen in gewechseltem dest. Wasser und fließendem Wasser, 3−5 min.

10. Eindecken auf Objektträgern mit Glyceringelatine oder entwässern in aufsteigendem, Alkohol, Xylol, Neutralbalsam.

Ergebnis:

Orte der Enzymaktivität werden durch schwarze Cobaltsulfidniederschläge angezeigt.

Kontrollen:

a) Inkubation mit einem substratfreien Medium.

b) Inkubationsmedium ohne $CaCl_2$ zum Nachweis spontaner Hydrolyse.

c) Inkubation mit einer Lösung, die anstelle von Adenosintriphosphat Na-β-Glycerophosphat oder p-Nitrophenylphosphat, Inosindiphosphat bzw. andere Diphosphate in gleicher Menge enthält.

d) Zusatz von $2{,}5 \times 10^{-3}$ M p-Chlormercuribenzoat zum Inkubationsmedium.

Bemerkungen:

Die Freisetzung von Phosphat kann durch Zusatz von 60 mg 2,4-Dinitrophenol zum Inkubationsmedium gesteigert werden (NILES u. Mitarb.). Wenn das zu untersuchende Gewebe nur wenig Calcium enthält, ist es vorteilhaft, die Behandlung der Schnitte mit 1% Calciumchlorid (3) auf 5 min auszudehnen.

Für das Gelingen der Reaktion ist die Reinheit des *ATP* von wesentlicher Bedeutung. Erfahrungswerte weisen darauf hin, daß die Substanz selbst bei Aufbewahrung im Kühlschrank für histochemische Zwecke höchstens 1 Jahr alt sein sollte.

Bleisalzmethode für den Nachweis von Adenosintriphosphatase nach WACHSTEIN *und* MEISEL (1956), *modifiziert nach* FARQUHAR *und* PALADE (1966)

Durchführung:

1. Fixierung kleiner Gewebestücke in folgenden Lösungen:

a) 1,5% Glutaraldehyd (frisch destilliert!) in 0,067 M Cacodylatpuffer (pH 7,2) bei +4 °C, 2—4 h oder

b) Formalin-Calcium nach BAKER bei +4 °C, 16—24 h.

2. Waschen und gegebenenfalls aufbewahren der Schnitte

bei +4 °C in 0,1 M Cacodylatpuffer pH 7,2 +7,5% Sucrose (Rohrzucker) nach Glutaraldehydfixation, in 7,5% pufferfreier Sucrose nach BAKER-Fixation. (Aufbewahrung von mehreren Wochen führte zu keiner Reduzierung der ATPase-Aktivität).

3. Gewebeschnitte von 10 µm (*LM*) oder 50 µm (*EM*) Dicke mit dem Gefriermikrotom oder dem Gewebeschneider anfertigen.

4. Inkubation 10—90 min bei Raumtemperatur oder +37 °C in folgendem Medium:

	Endkonzentration
26 mg ATP (Na_2-Salz) in	0,83 mM
50 m*l* Tris-Maleatpuffer pH 7,2 lösen	80 mM
123 mg $MgSO_4$ und	10 mM
40 mg Pb $(NO_3)_2$ zugeben	2,4 mM

Mit NaOH auf pH 7,2 einstellen!

5. Weiterbehandlung der Schnitte:

a) Für Lichtmikroskopie: Waschen mit dest. Wasser; einstellen in 1%Ammoniumsulfid, 1 min; Waschen mit mehrmals gewechseltem dest. Wasser und auf Objektträgern mit Glyceringelatine eindecken.

b) Für Elektronenmikroskopie: Waschen der 50 µm Schnitte in Veronalacetatpuffer pH 7,4 +7,5% Sucrose, 5 min.
Fixierung der Schnitte in 1% OsO_4 mit 0,1 M Phosphatpuffer pH 7,6, 45 min. Entwässerung über aufsteigende Alkoholreihe, Einbettung in Araldit oder Mikropal.
Schnittkontrastierung: Schnittbehandlung vor der Entwässerung mit 0,5% Uranylacetat in Veronalacetatpuffer, 1—2 h, oder Kontrastierung von Ultradünnschnitten mit 0,5% Uranylacetat.

Ergebnis:

Bleisulfidniederschläge zeigen im Lichtmikroskop die Orte der Enzymaktivität an.

Bleiphosphatpräzipitäte mit hohem Kontrast markieren die elektronenoptische Lokalisation der ATPase-Aktivität.

Bleisalzmethode für den Nachweis der Glucose-6-Phosphatase nach WACHSTEIN *und* MEISEL (1956)

Durchführung:

1. Gewebestücke rasch einfrieren und 10—15 µm Gefrier- oder Kryostatschnitte anfertigen, auf Objektträger aufziehen und 1—2 min antrocknen.

2. Inkubation 5—20 min bei +32 bis +37 °C in folgendem

Medium:

0,125% Glucose-6-Phosphat (Kaliumsalz)	20 ml
0,2 M Tris-Maleatpuffer pH 6,7	20 ml
2% Bleinitrat	3 ml
dest. Wasser	7 ml

3. 4 × in dest. Wasser waschen, insgesamt 1 min.
4. Behandeln mit Ammoniumsulfidlösung (0,5% bis 1%), 5 min.
5. Fixierung der Schnitte in einer 10%igen Formaldehydlösung, 60 min.
6. Waschen mit mehrmals gewechseltem dest. Wasser.
7. Schnitte mit Glyceringelatine eindecken.

Ergebnis:

Orte mit Enzymaktivität werden durch schwarze Bleisulfidniederschläge angezeigt.

Kontrolle:

Inkubation ohne Substrat

Bemerkungen:

von Deimling empfiehlt zur Darstellung der Glucose-6-Phosphatase eine Simultan-Schwermetallmethode auf der Basis der Bleikomplexierung. Zur Komplexbildung wird dabei Brenzkatechin-3,5-disulfonat (Tiron) verwendet. Als Substrat dient anstelle des Kaliumsalzes von Glucose-6-Phosphat das leichter beschaffbare Dinatriumsalz.

Nachweis von Thiaminpyrophosphatase nach Novikoff *und* Goldfischer

Durchführung:

1. Unfixierte Gefrier- oder Kryostatschnitte; Gefrier- oder Kryostatschnitte, nachfixiert mit kaltem Formalin-Calcium nach Baker, 15 min; danach spülen mit dest. Wasser
2. Inkubation bei +37 °C bis zu 1 h in folgendem Medium:

0,01 M Thiaminpyrophosphat	3,0 ml
Aqua dest.	1,2 ml
0,2 M Tris-Maleat-Puffer, pH 7,2	6,0 ml
1% Bleinitrat	1,8 ml
0,025 M $MnCl_2$	3,0 ml

Eine langsame Schüttelbewegung während der Inkubation begünstigt das Reaktionsergebnis.

3. Schnitte gründlich mit dest. Wasser spülen.
4. Behandeln mit schwach gelblicher Lösung von Ammoniumsulfid.
5. Spülen in dest. Wasser.
6. Eindecken in Glyceringelatine.

Ergebnis:

Positive Reaktion (fast ausschließlich im GOLGI-Apparat) wird durch geschwärztes Reaktionsprodukt angezeigt.

Nachweis von Nucleosiddiphosphatase nach NOVIKOFF *und* GOLDFISCHER (1961)

Durchführung:

1. Native Gefrier- oder Kryostatschnitte von 10 bis 15 μm anfertigen, auf Objektträger aufziehen und in kaltem Formalin-Calcium nach BAKER fixieren, 10 bis 15 min.
2. Schnitte in dest. Wasser spülen.
3. Inkubation 15 bis 20 min bei +25 °C oder 37 °C in folgendem Medium:

   4 mM Substrat (am besten Inosin-5′-diphosphat-Na_3-Salz)
   80 mM Tris-Maleat-Puffer (pH 7,0)
   3,6 mM Bleinitrat
   5 mM $MnCl_2$ oder $MgCl_2$

4. Schnitte sorgfältig mit dest. Wasser spülen und danach in Ammoniumsulfidlösung einstellen, 1 min.
5. Gründlich in dest. Wasser spülen und mit Glyceringelatine eindecken.

Ergebnis:

Enzymaktivität wird durch Bleisulfidniederschläge vorwiegend im GOLGI-Apparat angezeigt.

Bemerkungen:

Nucleosiddiphosphatase wird neben der Thiaminpyrophosphatase als Markierer des GOLGI-Apparates angesehen und kommt außerdem am ER vor.

Nachweis unspezifischer Esterase nach Davis *und* Ornstein (1959)

Durchführung:

1. Kleine Gewebestücke mit Formalin-Calcium nach Baker oder mit 2—3% Glutaraldehyd bei +4°C fixieren und 10 bis 15 µm Gefrier- oder Kryostatschnitte anfertigen; native Gefrier- oder Kryostatschnitte mit den gleichen Fixantien nachfixieren, 10 bis 15 min.

2. Schnitte mit dest. Wasser spülen und 1—15 min bei Zimmertemperatur inkubieren.

Inkubationsmedium:
15 mg α-Naphthylacetat werden im Wasserbad bei +50 bis +55 °C zum Schmelzen gebracht, unter kräftigem Schütteln (bis zur Trübung) werden 2—3 m*l* dest. Wasser zugesetzt und mit 0,2 M Na_2HPO_4 auf 25 m*l* aufgefüllt. Zu dieser Lösung gibt man diazotiertes Pararosanilin (8 Tropfen 4% Pararosanilin in 2 N HCl + 8 Tropfen 4% $NaNO_2$, unter Schütteln im Eisbad ansetzen). Der pH-Wert des Inkubationsgemisches von 8,0 bis 8,5 wird mit 0,2 M NaH_2PO_4 auf 7,0—7,1 gebracht.

3. Schnitte mit dest. Wasser spülen und in Glyceringelatine eindecken.

Ergebnis:

Esterase-Aktivität wird durch rotbraune Färbung angezeigt.

Kontrolle:

Substratfreie Inkubation; Präinkubation mit 10^{-5} bzw. 10^{-3} M E 600 (Paraoxon), danach gründlich mit dest. Wasser spülen und inkubieren.

Nachweis von Acetylcholinesterase mit Acetylthiocholinjodid nach Gomori

Durchführung:

1. Fixierung: Kaltes Formalin-Calcium nach Baker, Gefrier- oder Kryostatschnitte, nachfixiert mit kaltem Formalin-Calcium nach Baker, 10—15 min, danach gründlich mit dest. Wasser spülen bzw. Schnitte von unfixiertem Material verwenden.

2. Inkubation frei flottierender oder auf Deckgläschen bzw. Objektträger aufgezogener Schnitte bei +37 °C in frisch hergestellter Inkubationslösung, 10—60 min:

Herstellung der Inkubationslösung:

a) Stammlösung

Kupfersulfat ($CuSO_4 \cdot 5H_2O$)	0,3 g
Glycin	0,375 g
Magnesiumchlorid ($MgCl_2 \cdot 6H_2O$)	1,0 g
Maleinsäure	1,75 g
NaOH (4%)	30 ml
Na_2SO_4 (40% heiß gesättigt)	170 ml

pH der Lösung: 6,0

b) Inkubationslösung: 20 mg Acetylthiocholinjodid werden in einigen Tropfen dest. Wasser gelöst und 10 ml der Stammlösung zugesetzt.

3. Abspülen in 3 Chargen gesättigter Na_2SO_4-Lösung.
4. Einstellen in Ammoniumsulfidlösung (Seite 244), 2 min.
5. Kurz in fließendem und dest. Wasser waschen und eindecken in Glyceringelatine.

Ergebnis:

Acetylcholinesterase-Aktivität wird in Abstufungen von braun bis schwarz angezeigt.

Kontrolle:

Inkubation ohne Substrat; Inkubation mit 10^{-4} M Eserin (Physostigminsalicylat) in der Inkubationslösung ohne Substrat (Präinkubation) und im Medium mit Substrat (Hauptinkubation) zur Hemmung von Acetylcholinesterase- und Cholinesteraseaktivität.

Bemerkungen:

Die Reaktion liefert zuverlässige Ergebnisse und ist für Forschung und Routine geeignet. Zur Darstellung der Cholinesteraseaktivität kann anstelle von Acetylthiocholinjodid Butyrylthiocholinjodid verwendet werden.

Nachweis von Cholinesterasen nach Koelle, *Modifikation nach* Lewis (1961)

Durchführung:

1. Perfusion zum Durchspülen der Blutgefäße mit körperwarmem, isotonischem Natriumsulfat, anschließend mit 10% For-

malin in isotonischem Natriumsulfat (16,2 g wasserfreies Na_2SO_4/l) perfundieren, 15–30 min (Seite 42). Gewebe danach als maximal 1 cm dicke Scheiben bei +4 °C mit gleicher Lösung immersionsfixieren, 6–18 h. In 2 bis 3mal gewechseltem dest. Wasser waschen und in 20% Äthanol überführen (hier kann Gewebe bei +4 °C mehrere Wochen ohne Enzymverlust aufbewahrt werden). Nach LEWIS ist diese Vorbehandlung optimal.

2. Anfertigung von 10–20 µm Gefrier- oder Kryostatschnitten.

3. Inkubation in „hängendem" Tropfen (Objektträger liegt umgedreht auf dem Inkubationsmedium.) bei +37 °C 1 h oder bei +4 °C über Nacht in folgendem Medium: 10 mg Acetylthiocholinjodid (11 mg Butyrylthiocholinjodid) werden in 0,4 *ml* dest. Wasser gelöst, mit 0,7 *ml* 0,1 M $CuSO_4$ (25 g/*l* $CuSO_4 \cdot 5\,H_2O$) präzipitiert (tropfenweise, schütteln), danach 10min stehengelassen; anschließend wird der Niederschlag bei 2000 U/min abzentrifugiert. Zu 1 *ml* des Überstandes 6,2 mg Glycin zusetzen, lösen, pH mit 1 M Natriumacetat auf 4,5–6,0 je nach Enzymaktivität im Gewebe einstellen. Medium mit dest. Wasser auf 5 *ml* auffüllen.

4. Inkubierte Schnitte gründlich mit dest. Wasser spülen.

5. Einstellen in Sulfidlösung (2–3 g Natriumsulfid p. a. – schnell abwägen – in 90–135 *ml* 0,2 N Essigsäure lösen; pH mit 1 N Essigsäure oder 1 N Natriumacetat auf 5–6 einstellen, filtrieren. Lösung ist täglich frisch herzustellen), 1 bis 2 min.

6. Gründlich mit fließendem und dest. Wasser waschen.

7. Entwässern über aufsteigende Alkoholreihe, Xylol, eindecken in Entellan. Einschluß in Glyceringelatine nach Schritt 6 ist ebenfalls möglich.

Ergebnis:

Acetylcholinesteraseaktivität ist durch geschwärztes Reaktionsprodukt zu erkennen.

Bemerkungen:

Die Reaktion ist besonders für Forschungszwecke geeignet. Im Vergleich zur GOMORI-Reaktion bringt sie auch feinste, *AChE* enthaltende Fasern zur Darstellung. Das Reaktionsergebnis wird durch Einschluß in Glyceringelatine ungünstig beeinflußt.

Thiocholin-Kupferferrocyanidmethode zum elektronenmikroskopischen Nachweis von Acetylcholinesterase nach KARNOVSKY *und* ROOTS

Durchführung:

1. Fixation: a) Perfusionsfixierung mit 3% Glutaraldehyd-Phosphatpuffer, pH 7.6, 15—30 min, anschließend Immersionsfixation, 2—4 h bei 2 bis +4°C; b) kleine Gewebestücke in 4% Formalin 0,075 M Phosphatpuffer pH 7,6 mit 0,44 M Sucrose einlegen (S. 59), 2—4 h bei 2 bis +4 °C.

2. Fixiertes Gewebe mit Filterpapier abtrocknen und in 0,44 M Sucrose waschen, 16 h bei 2 bis +4 °C.

3. 50—80 µm dicke Schnitte mit dem Gewebeschneider oder 50 µm Gefrierschnitte anfertigen und in 0,44 M Sucrose bei 2 bis +4 °C einlegen.

4. Präinkubation der Schnitte mit Inhibitor in 0,1 M Natriumhydrogenmaleatpuffer pH 6,0, 1 h bei 2 bis +4 °C.
Inhibitoren: 10^{-4} M iso-*OMPA* (Inhibitor der Cholinesterase)

5. Inkubation 15—120 min bei 0 °C (Eisbad) in folgendem Medium:

Acetylthiocholinjodid	5,0 mg
0,1 M Natriumhydrogenmaleatpuffer pH 6,0	6,5 m*l*
0,1 M Natriumcitrat	0,5 m*l*
30 mM Kupfersulfat	1,0 m*l*
Inhibitor (10^{-4} M iso-OMPA)	1,0 m*l*
5 mM Kaliumferricyanid	1,0 m*l*
Sucrose	1,5 g

Es empfiehlt sich, Acetylthiocholinjodid zuerst im Puffer vollständig zu lösen und danach die angeführten Substanzen der Reihe nach zuzugeben. Lösungsansatz in glasdest. Wasser am Vortage.

6. Spülen der inkubierten Schnitte mit kalter 0,44 M Sucroselösung, 2 × 4 min.

7. Nachfixation in 1% OsO_4-s-Collidin pH 7,2. (S. 260)

8. Entwässerung, Einbettung in Epon oder Mikropal (Vestopal), Schnittkontrastierung mit Bleicitrat nach REYNOLDS, 10 bis 15 min.

Ergebnis:

Acetylcholinesteraseaktivität, die nach Hemmung der Cholinesterase mit iso-*OMPA* als spezifisch anzusehen ist, wird durch Kupferferrocyanidniederschläge angezeigt. Zur Darstellung der unspezifischen Cholinesteraseaktivität sind anstelle von Acetylthiocholinjodid Butyrylthiocholinjodid und 10^{-3} M BW 284c51 als spezifischer *AChE*-Inhibitor einzusetzen.

Simultane Azokupplungsmethode zum Nachweis von β-Glucuronidase nach HAYASHI *und* LOJDA

Durchführung:

1. Fixation kleiner Gewebestücke mit kaltem Formalin-Calcium nach BAKER, Herstellung von Gefrier- oder Kryostatschnitten nach gutem Auswaschen der Gewebestücke in Gummiarabicum-Sucroselösung (Seite 59) nach HOLT; native Gefrier- oder Kryostatschnitte, nachfixiert mit kaltem Formalin-Calcium nach BAKER, danach gründlich waschen mit dest. Wasser oder mit HOLTscher Lösung (S. 59).

2. Inkubation im Kühlschrank bei +4 °C über Nacht oder bei Zimmertemperatur 1—2 h in folgender Lösung:

a) Wäßriges Medium

A) 0,2 M Natriumacetat	20 ml
Hexazonium-Pararosanilin (Seite 245)	0,6 ml
mit NaOH pH auf 5,0 einstellen	
B) Naphthol-*AS-BI-β-D*-Glucuronid	4 mg
Dimethylformamid	0,5 ml
A) mit B) gut mischen, filtrieren	

b) Medium für Membrantechnik, LOJDA (1973)

A) 0,2 M Natriumacetat	10 ml
Hexazonium-Pararosanilin	0,6 ml
pH auf 5,0 einstellen	
B) Naphthol-*AS-BI-β*-D-Glucuronid	4 mg
Dimethylformamid	0,5 ml

C) 2% Agar in dest. Wasser, auf dem Wasserbad (80—90 °C) erwärmt (Seite 240).

3. Schnitte in dest. Wasser oder in 10% Formalin (mehrere h) gut auswaschen.

4. Einschließen mit Glyceringelatine.

Ergebnis:

Positive Reaktion wird durch Rotfärbung gekennzeichnet.

Nachweis von Succinat-Dehydrogenase (Standardmethode)

Durchführung:

1. Anfertigung unfixierter Gefrier- oder Kryostatschnitte 5—10 µm dick.

2. Schnitte antrocknen und 10—60 min in folgendem Medium inkubieren:

2,5 M Di-Na-Succinat	1,0 m*l*
(6,75 g/10 m*l*, mit 1 N HCl neutralisiert)	
Nitro-*BT* (4 mg/m*l*)	2,5 m*l*
0,2 M Tris-HCl-Puffer, pH 7,4	2,5 m*l*
5 mM $MgCl_2$	1,0 m*l*
dest. Wasser	3,0 m*l*
100 mM KCN (65,1 mg/10 m*l*)	1,0 m*l*

pH prüfen und wenn nötig einstellen auf pH 7,0—7,1 mit Tris-Stammlösung oder 1 N HCl

3. Inkubationsgemisch von den Schnitten abschütten und Fixieren der Schnitte in 10% neutralem Formalin, 15—30 min.

4. Waschen in fließendem Wasser, 2 min, und abspülen mit dest. Wasser.

5. Einschluß in Glyceringelatine oder Entwässerung über aufsteigende Alkoholreihe, Xylol, Balsam.

Ergebnis:

Orte mit Succinat-Dehydrogenase-Aktivität sind durch rot oder blau gefärbte Formazankristalle gekennzeichnet.

Kontrolle:

Substratfreie Inkubation

Bemerkungen:

Anstelle von Nitro-*BT* kann das in Lipiden unlösliche *TNBT* (Seite 229) in gleicher Konzentration verwendet werden. Durch Hemmung des Cytochromsystems mit KCN wird die Reaktion verstärkt, da mehr Wasserstoff zur Reduktion des Tetrazoliumsalzes zur Verfügung steht. Kurze Fixierung kleiner Gewebestücke mit Formaldehyd (Seite 62) oder Glutaraldehyd kann die Lokalisation der Enzymreaktion verbessern. Sie führt jedoch in jedem Fall zu einer partiellen Enzyminaktivierung und erschwert damit die Beurteilung der Enzymaktivität. Nach

ANDERSEN und HØYER (1973) läßt sich mit folgender Fixierung eine ausgezeichnete Enzymlokalisation in situ ohne Aktivitätsverluste erzielen: 1% gepufferter, methanolfreier Formaldehyd (hergestellt aus Paraformaldehyd), auf pH 7,2 eingestellt mit einem 0,2 M Phosphatpuffer. Fixationsdauer: 5 min bei 0 bis +4°C. Dicke der rasch entnommenen Gewebestücke: 1—2 mm. Diese Fixierung führt zu einer Steigerung der Nitro-*BT*-Penetration in das Gewebe und zu einer Erhöhung der Formazan-Substantivität.

Nachweis von Cytochromoxidase nach BURSTONE (1959)

Durchführung:

1. Unfixierte Gefrier- oder Kryostatschnitte von 5—10 μm Dicke direkt vom Mikrotommesser mit einem gekühlten Pinsel auf Objektträger oder Deckgläschen bringen, strecken und antrocknen.

2. Schnitte bei Raumtemperatur 1—2 h in folgendem Medium inkubieren:

Naphthol- *AS*-L3G	10 mg
oder 1-Hydroxy-2-naphthoesäure	
p-Aminodiphenylamin	10 mg
(= N-Phenyl-p-phenylendiamin)	

werden in 0,5 m*l* Äthanol gelöst und mit 35 m*l* dest. Wasser und 15 m*l* 0,2 M Tris-Puffer pH 7,4 versetzt. Lösung schütteln (am besten im ERLENMEYER-Kolben) und filtrieren.

3. Schnitte zur Nachfixierung und zur Bildung eines Cobalt-Komplexsalzes direkt in 1% Cobaltacetat, das in 4% Formalin gelöst ist, einstellen, 1 h.

4. Gründlich mit dest. Wasser spülen und mit Glyceringelatine eindecken.

Ergebnis:

Orte der Enzymaktivität werden durch bräunliche, stabile, feingranuläre Farbstoffablagerungen angezeigt.

Kontrolle:

Behandlung der Gewebeschnitte vor der Inkubation mit Kaliumcyanidlösung (0,1—1%)

Bemerkungen:

Die BURSTONE-Methode ist wegen ihrer einfachen Durchführung und ihres stabilen Reaktionsproduktes der NADI-Reaktion (Seite 235) überlegen.

Tetrazolium-Methode zum Nachweis von Monoaminoxidase nach GLENNER *und Mitarb.*

Durchführung:

1. Unfixierte Gefrier- oder Kryostatschnitte von 10—40 μm Dicke auf Objektträger oder Deckgläschen bringen und kurz antrocknen.

2. Inkubation bei +37 °C in folgendem Medium, 30—45 min:

Tryptaminhydrochlorid	25 mg
Natriumsulfat	4 mg
Nitro-*BT*	5 mg
0,1 M Phosphat-Puffer (pH 7,6)	5 m*l*
dest. Wasser	15 m*l*

3. Waschen in fließendem Wasser, 2 min; kurz mit dest. Wasser abspülen und in Glyceringelatine eindecken.

Ergebnis:

Orte mit Monoaminoxidase-Aktivität werden durch blaue Formazankristalle angezeigt.

Kontrolle:

Inkubation im substratfreien Medium; Vorbehandlung der Schnitte bei Kälte mit 10^{-3} M β-Phenyl-isopropylhydrazin in einer isotonischen Lösung von NaCl, 1 h, oder mit 10^{-3} M Marsilid (1-Isonicotinyl-2-isopropylhydrazin) in 0,1 M Phosphatpuffer pH 7,6, 30 min bei +37 °C.

Bemerkungen:

Die Methode ist leicht zu handhaben und liefert gut reproduzierbare Ergebnisse.

Diaminobenzidin-Methode zur Darstellung von Peroxidase nach GRAHAM *und* KARNOVSKY

Durchführung:

1. Gewebescheiben von 3—4 mm Dicke im Formalin-Glutaraldehyd-Puffergemisch, pH 7,2, fixieren, 5 h bei Zimmertemperatur.

(Herstellung des Fixierungsgemisches: Zu 25 ml dest. Wasser werden in einem Kolben 2 g Paraformaldehyd zugesetzt und bei konstantem Rühren auf +70 °C erhitzt. Zu dieser Lösung gibt man tropfenweise 1 N NaOH, bis die Lösung klar wird (ca. 2 bis 3 Tropfen). Nach dem Abkühlen Zugabe von 5 ml 50% Glutaraldehyd, 20 ml 0,2 M Cacodylat-Puffer und 25 mg $CaCl_2$. Die Lösung wird sorgfältig gemischt.)

2. Gewebestücke über Nacht in 0,1 M Cacodylatpuffer pH 7,2 auswaschen.

3. 10—40 µm Gefrier- oder Kryostatschnitte, 50 µm Schnitte mit dem Gewebeschneider anfertigen.

4. Inkubation 3—10 min bei Zimmertemperatur in folgendem Medium: 5 mg 3,3'-Diaminobenzidintetrahydrochlorid werden in 10 ml 0,05 M Tris-HCl-Puffer (pH 7,6) gelöst und 0,2 ml 1% H_2O_2 (aus 30% H_2O_2 frisch hergestellt) zugegeben. Haltbarkeit des Inkubationsmediums: ca. 1 h.

5. Schnitte in 3× gewechseltem dest. Wasser spülen. Für LM eindecken in Glyceringelatine.

6. Für EM Nachfixation in 1,3% OsO_4 in 0,2 M Collidinpuffer pH 7,2 bis 7,4 mit 5% Sucrose, 90 min.
(0,2 M Collidinpuffer pH 7,2—7,4: 2,67 ml reines s-Collidin löst man in 50 ml dest. Wasser auf und setzt 9 ml 1 N HCl hinzu. Diese Lösung wird mit dest. Wasser auf 100 ml aufgefüllt).

7. Entwässerung in aufsteigendem Alkohol, Einbettung in Epon.

8a) 0,5—1 µm dicke Schnitte für die Lichtmikroskopie anfertigen und vor der Untersuchung kurz mit Toluidinblau färben.

8b) Ultradünnschnitte mit Bleisalzlösungen (Seite 255) kontrastieren.

Ergebnis:

a) Enzymaktive Stellen (Peroxidase, Katalase) sind nach Schritt 5 braun gefärbt.

b) Das Reaktionsprodukt ist durch homogenes, elektronendichtes Präzipitat gekennzeichnet.

Bemerkungen:

Vereinzelt können auch Lysosomen reagieren. Nach eigenen Erfahrungen kann bei Schritt 6 die Nachfixation mit 1,3% OsO_4 in 0,1 M Cacodylatpuffer pH 7,2—7,4 (anstelle von Collidinpuffer mit 5% Sucrose) 90 min vorgenommen werden.

Nachweis von Peroxidase nach GRAHAM, LUNDHOLM *und* KARNOVSKY

Durchführung:

1. Kleine Gewebestücke bei 0°C in gepufferter Formalin-Sucroselösung (Seite 62) 18 h fixieren und für 24 h in kalte 5% Sucroselösung übertragen.
2. Kryostatschnitte von 8 μm anfertigen und auf mit Gelatine überzogene Deckgläschen oder Objektträger auflegen und an der Luft trocknen.
3. Bei Zimmertemperatur 2—5 min in folgendem Medium inkubieren: 2 mg 3-Amino-9-Äthylcarbazol werden in 0,5 m*l* Dimethylformamid gelöst und 9,5 m*l* 50 mM Acetat-Puffer pH 5,0 zugesetzt. Unmittelbar vor Gebrauch gibt man zur Lösung 1—2 Tropfen 30% H_2O_2.
4. Schnitte mit dest. Wasser waschen und in Glyceringelatine eindecken.

Ergebnis:

Peroxidase-Aktivität wird durch ein rotes Farbprodukt angezeigt.

4.6. Pigmente

Unter dem Begriff „Pigment" werden Substanzen zusammengefaßt, die hauptsächlich endogenen Ursprunges sind und sich durch ihr Verhalten gegenüber Säuren, Alkalien, Fettlösungsmitteln, Eisenreagentien, Silbersalzen und Farbstoffen sowie durch mikromorphologische Kriterien voneinander unterscheiden lassen. Im histochemischen Verhalten zeigen die Pigmente häufig nur geringfügige Unterschiede (Tab. 43).

Die Pigmente lassen sich nach ihrer Herkunft in phenolische (Tyrosin-Tryptophan)-Pigmente, Blutfarbstoffpigmente und Lipidpigmente einteilen oder in hämatogene und nichthämatogene (autogene) Pigmente untergliedern. Hämatogene Pigmente sind z. B. das Hämoglobin und seine Derivate, während zu den autogenen Pigmenten die Melanine, Lipofuscine und Carotinoide gehören.

Als exogene Pigmente sind besonders Ablagerungen, z. B. Kohlenstaub und Metallablagerungen sowie durch therapeutische bzw. diagnostische Maßnahmen ausgelöste Deponierungen von Fremdstoffen anzusehen.

4.6.1. Melanin

Melanin findet sich vornehmlich in granulärer Form (Melaningranula oder Melanosomen) im Ektoderm und in Geweben, die vom Ektoderm abstammen. Im elektronen-

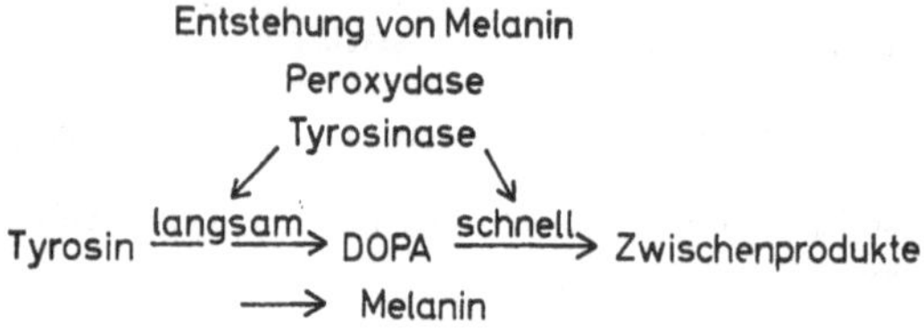

mikroskopischen Bild lassen sich runde, ovale und stabartige Formen unterscheiden.

Die in den Prämelanosomen stattfindende Melaninsynthese verläuft über die Oxidation von Tyrosin zu *DOPA* unter Mitwirkung von Peroxidase und Tyrosinase. Die Beteiligung der beiden Enzyme an der *DOPA*-Synthese kann offenbar von Zelltyp zu Zelltyp variieren.

Das Verhalten gegenüber verschiedenen histochemischen Reaktionen ist den Tab. 43 und 44 zu entnehmen. Melanosomen und Lipofuscin zeigen in histochemischer Hinsicht eine Reihe von Gemeinsamkeiten, so z. B. die Fähigkeit, ammoniakalisches Silbernitrat zu reduzieren. Eine Unterscheidung der Substanzen ist durch Färbung mit Nilblausulfat möglich. Auch die im ultravioletten Licht sichtbare Eigenfluoreszenz von Lipofuscin, die Melanin nicht aufweist, kann man zur Trennung heranziehen. Melanin bildet mit Eisenionen Komplexe, die sich mit Kaliumferricyanid visualisieren lassen. Auf diesem Prinzip beruht die Eisenmethode zur Darstellung von Melanin nach Lillie. Eine spezifische Kontrastierung und ultrastruk-

Tabelle 43

Histochemische Differentialdiagnose verschiedener endogener Pigmente (nach BUCHER)

Histochemische Reaktion	Hämoglobin	Hämatoidin	Hämosiderin	Melanin	Lipofuscin
Pseudoperoxidase-Reaktion mit Benzidin	+	–	–	–	+
GMELINsche Reaktion mit HNO_3	–	+	–	–	–
Eisennachweis mit Kaliumferricyanid (Turnbullblaumethode)	–	–	+	–	–
Reduktion von ammoniakalischem Silbernitrat	–	–	–	+	+
Bleichung mit starken Oxidationsmitteln wie H_2O_2 und $KMnO_4$	–	–	–	+ rascher	+ langsamer
Fettfärbung z. B. mit Sudanschwarz	–	–	–	–	+
Eigenfluoreszenz in ultraviolettem Licht	–	–	–	–	+

turelle Darstellung der Prämelanosomen gelingt durch die Tyrosinase- oder *DOPA*-Oxidase-Reaktion.

Eine vom Melanin histochemisch abgrenzbare Melaninart, das sog. Neuromelanin, wurde in Ganglienzellen des Nervensystems nachgewiesen. Neuromelanin enthält im Gegensatz zum Melanin Lipidtropfen, zeigt aber keine *DOPA*-Reaktion.

4.6.2. Hämosiderin

Das intrazellulär in Form gelber bis brauner Granula vorkommende Pigment enthält als diagnostisch wichtige Komponente Eisen. Hämosiderin ist unlöslich in Alkalien, löslich in starken Säuren. Es läßt sich mit starken Oxidationsmitteln nicht bleichen, zeigt keine Argentaffinität, ist fettfrei und gibt eine *PAS*-positive Reaktion, welche durch die aus einem Proteinkomplex mit Polysacchariden bestehende Trägersubstanz bedingt ist. Die Trägersubstanz reagiert außerdem stark mit der Tetrazonium-Methode nach Benzoylierung.

Der histochemische Hämosiderinnachweis stützt sich besonders auf die Anwesenheit von Eisen, das mit verschiedenen Verfahren, z. B. mit der Methode von PERLS nachgewiesen werden kann (siehe Seite 289). Mit Lipofuscin vergesellschaftetes Hämosiderin kann in einer Schnittserie durch sukzessive Darstellung von Lipofuscin und Eisen (PERLS-Methode) erfaßt werden.

4.6.3. *Lipidpigmente*

Die zu dieser Gruppe gehörenden Pigmente (Lipofuscin, Hämofuscin, Ceroid, Pseudomelanosis-Pigment, eisenhaltige Lipopigmente, Carotinoide) sind in der Regel hellgelb bis dunkelbraun gefärbt und kommen in Form von Körnchen oder Schollen vor. Sie enthalten als Bausteine

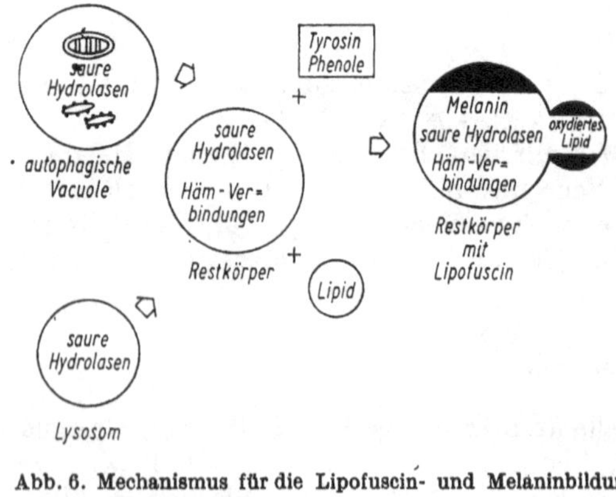

Abb. 6. Mechanismus für die Lipofuscin- und Melaninbildung in Lysosomen (nach PEARSE, 1972)

u. a. schwerlösliche Oxidations- und Polymerisationsprodukte ungesättigter Carbonsäuren bzw. deren Ester sowie Proteine.

Die verschiedenen Lipidpigmente stimmen in den wesentlichsten physikalischen, färberischen und histochemischen Eigenschaften überein. Sie können daher mit histochemischen Methoden nicht eindeutig gegeneinander abgegrenzt werden. Unterschiede sind in erster Linie in der Quantität und in der Beschaffenheit ihrer Eiweißkomponenten zu erwarten. Aus der Gruppe der histochemisch nachweisbaren Lipidpigmente sei das biologisch wichtige Lipofuscin näher behandelt, dessen histochemische Eigenschaften mit denen des Hämosiderins und Melanins in Tab. 44 verglichen werden.

Die Beziehungen zwischen Lipofuscin, einschließlich der Lipofuscinbildung, und den Lysosomen werden besonders durch die Anwesenheit saurer Hydrolasen (z. B. saure Phosphatase und unspezifische Esterase) deutlich (Abb. 6). Lipofuscin, Melanin und Hämosiderin sind in den Residualkörpern akkumuliert und werden mit diesen identifiziert.

Zur histochemischen Darstellung von Lipofuscin sind verschiedene Methoden entwickelt worden. Zuverlässige Resultate liefern die Schmorlsche Reaktion und die Ziehl-Neelsen-Methode (siehe Seite 269). Während die Schmorlsche Reaktion auf der Darstellung reduzierender Substanzen beruht, nutzt die Ziehl-Neelsen-Methode die Lipofuscinanfärbung mit basischen, lipidlöslichen Farbstoffen. In Gegenwart von Phenol wird die Lipidlöslichkeit des Farbstoffes noch erhöht.

Eine Unterscheidung zwischen Melanin und Lipofuscin ist durch die Nilblausulfat-Methode nach Hueck möglich (Seite 270).

Die chemisch eng verwandten Carotinoide, früher auch als Lipochrome oder Luteine bezeichnet, sind im Tier- und Pflanzenreich weitverbreitete, hellgelbe bis rotviolette, stickstofffreie Verbindungen mit einem aus Isoprenresten aufgebauten Kohlenstoffgerüst.

Tabelle 44

Vergleichende Histochemie von Lipofuscin, Hämosiderin und Melanin (in Anlehnung an PEARSE, 1972)

	Lipofuscin			Hämosiderin	Melanin
	Ganglienzellen	Herzmuskelz.	Leberz.		
Eigenfarbe	gelb bis dunkelbraun	goldbraun	schwach braun	gelb bis braun	braun bis schwarz
Eosinophilie	–	–	–	–	–
Basophilie	schwach + bis +	schwach +	+	schwach + bis –	+
Säurefestigkeit (long-ZIEHL-NEELSEN)	+ unterschiedlich	+ unterschiedlich	+	–	–
Sudanschwarz	+	+	+	–	–
Ölrot O (Gefrierschnitt)	–	mäßig	–	–	–
PTAS	+ unterschiedlich	+	+ unterschiedlich	–	–
PAS	+ Mischfarbe	+	+	–	–
Plasmal	–	–		–	–
alk. Silber	schwach +	–	schwach + bis –	–	+
SCHMORL	stark +	schwach + bis –	+	–	+

Fortsetzung von Tab. 44

	Lipofuscin			Hämosiderin	Melanin
	Ganglienzellen	Herzmuskelz.	Leberz.		
GMELIN	–	–	–	–	–
H_2O_2 (Bleichung)	48 h +	48 h +	48 h +	–	–
Diazo (alkal.)	–	–	–	–	–
Diazo (sauer)	–	–	–	–	–
Fluoreszenz UV	goldgelb	rotbraun	schwach braun	–	–
Chromhämatoxylin	+	+	+	–	–

∓ = überwiegend negativ
+ unterschiedlich = gewöhnlich positiv, teilweise jedoch negativ; 48 h + = zur Bleichung (Entfärbung) des Pigmentes mehr als 48 h erforderlich

Zu den auffallendsten Eigenschaften der Carotinoide gehört die Bildung eines charakteristischen Absorptionsspektrums im grünen bis blauen Spektralbereich mit in der Regel drei ausgeprägten Absorptionsbanden. Mit Hilfe des Absorptionsspektrums lassen sich die einzelnen Farbstoffe gut kennzeichnen.

Die histochemischen Nachweisverfahren für Carotinoide beruhen besonders auf der leichten Oxidierbarkeit der konjugierten Doppelbindungen der Carotinoidmoleküle. Mit starken Säuren, z. B. konz. Schwefelsäure, Salzsäure, Phosphorsäure, Perchlorsäure u. a. kommt es zu intensiven Blau-, Grün- oder Violettfärbungen. Mit Antimontrichlorid und Arsentrichlorid bilden Carotinoide blaue Carboniumsalze. Gewisse praktische Bedeutung haben die Reaktionen mit Schwefelsäure sowie der CARR-PRICE-Test mit Antimonchlorid in Chloroform.

4.6.4. *Methoden zum Nachweis von Pigmenten*

SCHMORL-*Methode zur Darstellung von Lipofuscin*

Durchführung:

1. Fixierung mit Formalin; Herstellung von Gefrier- oder Paraffinschnitten.
2. Schnitte in dest. Wasser bringen.
3. Einstellen der Schnitte in das Reaktionsgemisch, 5 bis 20 min.

Reaktionsgemisch: 3 Teile einer 1%igen Eisen-III-Chloridlösung ($FeCl_3$) werden mit 1 Teil einer 1%igen Kaliumhexacyanoferrat-(III)-Lösung (rotes Blutlaugensalz) gemischt. Verwendung der Lösung innerhalb von 30 min!

4. Schnitte gut in fließendem Wasser auswaschen. (Bei kritischen Untersuchungen empfiehlt es sich, die Schnitte unter Wasser zu mikroskopieren.)
5. In aufsteigender Alkoholreihe rasch entwässern, Xylol, Neutralbalsam.

Ergebnis:

Lipofuscin und Melanin sind dunkelblau gefärbt. Außerdem reagieren argentaffine Granula sowie Gewebe mit aktiven SH-Gruppen.

Bemerkungen:

Nach Schritt 4 ist eine Kernfärbung mit 1% Neutralrot, 3 min, möglich.

Eisenmethode zum Nachweis von Melanin nach Lillie

Durchführung:

1. Fixierung mit verschiedenen Gemischen, Paraffineinbettung.
2. Entparaffinierte Schnitte in dest. Wasser bringen.
3. Schnitte in 2,5% Eisensulfatlösung einstellen, 60 min.
4. Waschen in dest. Wasser (4×, je 5 min).
5. Schnitte in Lösung von 1% Kaliumhexacyanoferrat-(III) in 1% Essigsäure einstellen, 30 min.
6. Waschen in 1% Essigsäure.
7. Aufsteigende Alkoholreihe, Xylol, Neutralbalsam.

Ergebnis:

Melanin ist auf farblosem Untergrund dunkelgrün gefärbt. In gleicher Weise ist nur noch Hämosiderin tingiert.

Bemerkungen:

Nach Schritt 6 ist eine Kerngegenfärbung möglich (S. 268).

Ziehl-Neelsen-*Methode für säurefeste Lipofuscine*

Durchführung:

1. Fixierung mit verschiedenen Gemischen anwendbar, Paraffineinbettung.
2. Entparaffinierte Schnitte in dest. Wasser bringen.
3. Färben der Schnitte in Carbol-Fuchsin-Lösung bei +60 °C, 3 h (Basisches Fuchsin 10 g, Phenol 50 g, Äthanol 100 m*l*, dest. Wasser 1000 m*l*).
4. Abspülen in fließendem Wasser.
5. Differenzieren in 1% Salzsäure-Äthanol, bis die roten Blutkörperchen nur noch zart rosa gefärbt erscheinen.
6. Waschen in dest. Wasser.
7. Gegenfärben mit Hämalaun oder 0,5% Toluidinblaulösung.
8. Waschen in fließendem Wasser.
9. Entwässern in steigender Alkoholreihe, Xylol, Balsam.

Ergebnis:

Säurefeste Lipofuscine sind leuchtend rot, Lipoproteine rötlich gefärbt. Die Kerne sind dunkelblau oder blau tingiert.

Bemerkungen:

Zu starke Gegenfärbung führt auf Grund der Basophilie des Lipofuscins zu einer dunkelroten Farbentwicklung.

Nilblaumethode zur Unterscheidung zwischen Melanin und Lipofuscin nach HUECK

Durchführung:

1. Beliebige Fixation, Paraffineinbettung.
2. Entparaffinierte Schnitte in dest. Wasser bringen.
3. Schnitte in einer frisch bereiteten, gesättigten wäßrigen Lösung von Nilblausulfat färben, 30 min.
4. Waschen in dest. Wasser.
5. Schnitte in 10% Wasserstoffperoxid (H_2O_2) bleichen, 24 h.
6. Waschen in fließendem Wasser.
7. Eindecken in Glyceringelatine.

Ergebnis:

Lipofuscine blau, Melanine farblos.

4.7. *Biogene Amine*

Unter der Bezeichnung biogene Amine werden physiologisch und pharmakologisch bedeutsame niedermolekulare organische Basen zusammengefaßt, die im Verlaufe von Stoffwechselreaktionen in Organismen gebildet werden und in enger Beziehung zu den Proteinen bzw. Aminosäuren stehen. Biogene Amine sind in der Natur weit verbreitet und kommen sowohl im Tier- als auch im Pflanzenreich vor. Im Nervensystem spielen sie eine entscheidende Rolle als Überträgerstoffe (Neurotransmitter) für Erregungs- und Hemmungseffekte.

4.7.1. Charakterisierung, Einteilung und Vorkommen

Biogene Amine entstehen durch Decarboxylierung von Aminosäuren. Dabei spielen Fermentsysteme eine wesentliche Rolle. Im Gehirn sind die am Stoffwechsel der biogenen Amine beteiligten Enzyme ausnahmslos bekannt.

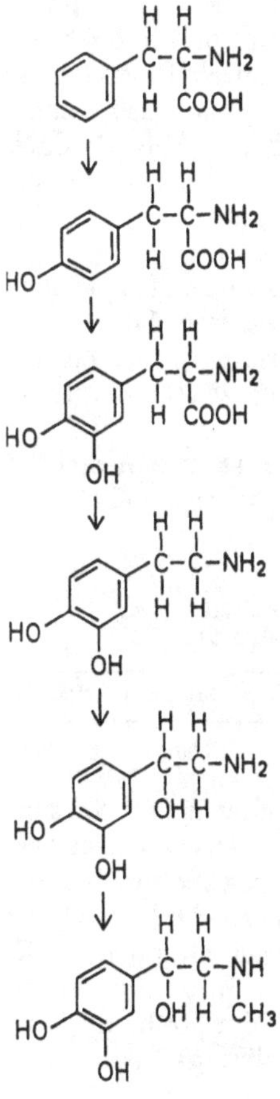

Phenylalanin

Tyrosin

DOPA

Dopamin

Noradrenalin

Adrenalin

Abb. 7. Schema der Catecholaminbildung aus den Aminosäuren Phenylalanin und Tyrosin (nach SCHADÉ)

Aminosäure:	Biogenes Amin:
Tyrosin	Tyramin
Histidin	Histamin
Tryptophan	Tryptamin
5-Hydroxytryptophan	Serotonin (5-Hydroxytryptamin)

Die histochemisch wichtigen biogenen Amine 5-Hydroxytryptamin, Tryptamin, Tyramin, Adrenalin, Noradrenalin und Dopamin sind Monoamine. Sie lassen sich in zwei Gruppen einteilen: in Catecholamine und Indolamine.

Catecholamine leiten sich von der durch Phenylalanin ersetzbaren Aminosäure Tyrosin ab. Aus Phenylalanin kann außerdem Tyrosin gebildet werden (Abb. 7). Catecholamine, zu denen z. B. Adrenalin, Noradrenalin und Dopamin gehören, enthalten eine Catecholgruppe (= Dihydroxyphenylgruppe) als Kern (Seite 273).

Indolamine gehen von der Aminosäure Tryptophan bzw. von eng verwandten Produkten wie 5-Hydroxytryptophan aus. Ihr Kern ist eine Indolgruppe. Zu den Indolaminen gehört das weit verbreitete Serotonin (= 5-Hydroxytryptamin).

Die Konzentration biogener Amine ist in den meisten Organen, besonders aber im Gehirn, sehr gering (Tab. 45).

Tabelle 45

Konzentration biogener Amine im Neocortex (Großhirnrinde) von Hund und Katze. Konzentrationsangaben in ng/g Gewebefeuchtgewicht

Gehirnregion	Acetylcholin	Dopamin	Noradrenalin	Serotonin	Histamin
Neocortex	2000	< 100	< 100	300	< 100

Daher ist ihr topochemischer Nachweis im Nervensystem erst durch eine hochempfindliche Kondensationsreaktion an gefriergetrocknetem Hirngewebe möglich gewesen. Wesentlich früher gelang dagegen die Darstellung dieser aktiven Substanzen in anderen Organen (z. B. Magen-Darmkanal, Nebennierenmark) durch die chromaffine bzw. argentaffine Reaktion. In der Reihe der aufgeführten biogenen Amine fehlt der cholinerge Neurotransmitter Acetylcholin, für den ein zuverlässiger histochemischer Nachweis noch aussteht. Seine Entwicklung ist von großer Bedeutung.

Biogene Amine sind außerhalb des zentralen und peripheren Nervensystems, z. B. im Epithel des Magen-Darmkanals, im Nebennierenmark (Adrenalin-, Noradrenalinzellen), im Inselorgan, in der Schilddrüse, im Thymus und in der Bursa fabricius der Vögel anzutreffen. Die im zentralen und peripheren Nervensystem zum größten Teil in synaptischen Bläschen vorkommenden Amine zeigen im Zentralnervensystem eine von Kerngebiet zu Kerngebiet unterschiedliche regionale Verteilung. Formatio reticularis und Hypothalamus sind z. B. durch eine hohe, Striatum dagegen ist durch eine sehr niedrige Noradrenalin-Konzentration gekennzeichnet. Dopamin befindet sich vor allem im Pallidum und Putamen. Catecholamine sind in großer Menge besonders in den postganglionären sympathischen Neuronen enthalten.

4.7.2. Histochemischer Nachweis biogener Amine

Zum histochemischen Nachweis biogener Amine stehen folgende Verfahren zur Verfügung:

1. Die chromaffine Reaktion; 2. die argentaffine Reaktion; 3. Farbreaktionen; 4. Kondensationsreaktionen.

Einen Überblick der gebräuchlichen licht- und elektronenmikroskopischen Methoden gibt Tab. 46.

4.7.2.1. Die chromaffine Reaktion

Durch die oxidierende Wirkung von Chromverbindungen (z. B. Kaliumdichromat) wird aus einer Reihe biogener Amine ein braunes Pigment gebildet:

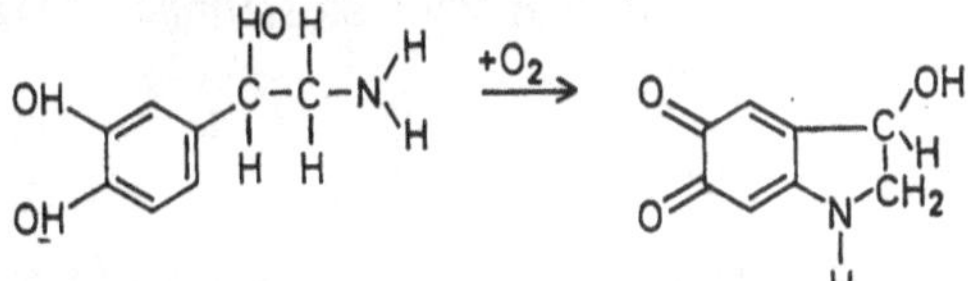

Noradrenalin Noradrenochrom

Die Braunfärbung hat mit einer Farbwirkung der Chromsalze nichts zu tun. Sie kann daher auch durch chromfreie oxidierende Substanzen, z. B. durch Kaliumjodat, erzielt werden.

Die relativ unspezifische Reaktion läßt sich durch die Art der Fixation in gewisser Hinsicht spezifizieren. So können z. B. mit Glutaraldehyd primäre Amine (Noradrenalin, Hydroxytyramin) von dem sekundären Amin Adrenalin abgegrenzt werden. Formalinfixierung und anschließende chromaffine Reaktion (Seite 278) führen zum Nachweis von Serotonin, während Adrenalin, Noradrenalin und Dopamin keine Reaktion zeigen.

4.7.2.2. Die argentaffine Reaktion

Als Argentaffinität wird die Fähigkeit gewisser Strukturelemente bezeichnet, ammoniakalische Silberlösungen ohne Anwendung eines Reduktionsmittels zu metallischem Silber zu reduzieren. Der Reduktionsvorgang wird auf die Gegenwart von 5-Hydroxytryptamin (Serotonin), Noradrenalin und Dopamin zurückgeführt. Adrenalin reagiert negativ. Die Zeitdauer der von den angeführten Aminen bewirkten Silberreduktion ist unterschiedlich: Noradrenalin reduziert in wenigen Sekunden, Dopamin nach ca. 1 min, während 5-Hydroxytryptamin 30 min benötigt. Auf diese Weise ist eine Differenzierung der drei Aminarten möglich.

Der lichtmikroskopische Nachweis der Argentaffinität erfolgt am besten durch die Methode nach Masson-Hamperl (siehe Romeis, 1948 oder 1968).

Zur elektronenmikroskopischen Darstellung argentaffiner Substanzen empfiehlt sich die Methode nach Tramezzani, Chiocchio und Wassermann (siehe Geyer, 1973).

4.7.2.3. Farbreaktionen

In dieser Kategorie sind besonders 3 Verfahren zu nennen: die Diazoniumreaktion (Seite 279), die Indophenolreaktion und die GIBBS-Reaktion. Durch die Diazoniumreaktion (Diazokupplungsreaktion) in alkalischer Lösung werden Phenolderivate dann dargestellt, wenn die Hydroxylgruppe unsubstituiert ist.

4.7.2.4. Kondensationsmethoden

Die in Tab. 46 aufgeführten Kondensationsmethoden zum Nachweis der zellulären Lokalisation von biogenen Aminen basieren im wesentlichen auf der FALCK-HILLARP-Formaldehyd-Fluoreszenztechnik, die an gefriergetrocknetem Paraffinmaterial und an getrockneten Kryostatschnitten durchgeführt werden kann. Dabei kommt es zur

Tabelle 46

Histochemische Methoden zum Nachweis biogener Amine (nach HAHN v. DORSCHE u. Mitarb., 1975)

Methode	*LM*	*EM*	Amingruppe/Amin
Formaldehyd-Kondensation	+		Catecholamine Serotonin
Glyoxylsäure-Kondensation	+		Catecholamine Serotonin
o-Phthalaldehyd-Kondensation	+		Histamin Serotonin
Chromaffin-Reaktion	+	+	Catecholamine
Argentaffin-Reaktion	+	+	Catecholamine
Permanganat-Reaktion		+	Catecholamine
Jodat-Reaktion	+		Catecholamine
Reineckesalz-Präzipitation	+	+	Histamin Catecholamine Serotonin
Turnbull-Präzipitation	+		Catecholamine
Tetrazoliumsalzmethode	+		Catecholamine
Diazosulfanilsäure-Azur A	+		Catecholamine
p-Bromanilin-Methode	+		Catecholamine
Diazosafranin-Methode	+		Catecholamine

LM = Lichtmikroskop; *EM* = Elektronenmikroskop

Bildung von Fluorophoren, die sich mikrospektrofluorometrisch analysieren und quantitativ erfassen lassen.

Anstelle von Formaldehyd läßt sich Glyoxylsäure als fluoreszenzhistochemisches Reagens für biogene Amine verwenden.

4.7.2.4.1. Formaldehyd-Kondensationsmethode

Mit Formaldehyd-Gas erfolgt die Kondensation der Catecholamine und des 5-Hydroxytryptamins unter sehr milden Bedingungen in Gegenwart von Proteinen oder bestimmten Aminosäuren. Es entstehen dabei intensiv fluoreszierende 3,4-Dihydroisochinoline (III) bzw. das β-Carbolin-Derivat. 3,4-Dihydroisochinolin (III) ist dehydrogeniertes 1,2,3,4-Tetrahydrochinolin (II).

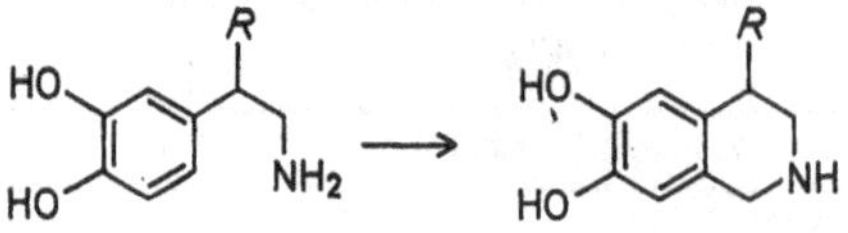

I II

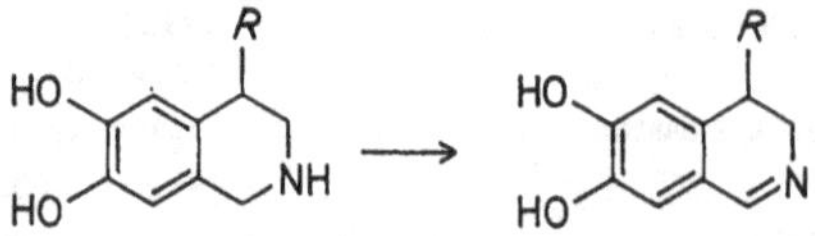

II III

Die Dihydroisochinoline (III) befinden sich in einem pH-abhängigen Gleichgewicht mit ihrer tautomeren chinoidalen Form (IV). Diese Komponente ist für die Fluoreszenz unter histochemischen Bedingungen verantwortlich.

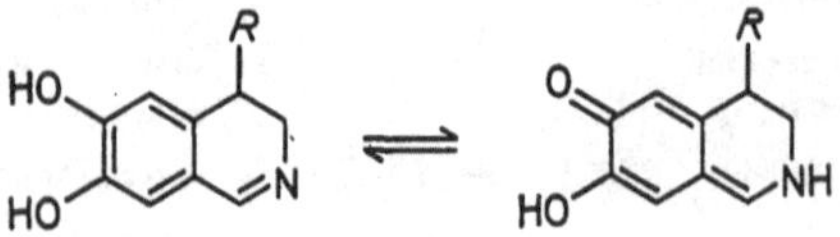

III IV

Da die Reaktionsprodukte möglicherweise über Methylenbrücken partiell an Proteine gebunden sind, können sie durch organische Lösungsmittel nicht extrahiert werden.

Durch Herstellung von Schnitten unfixierten oder Formaldehyd – fixierten Nervengewebes mit dem Vibra-

Tabelle 47

Eigenschaften Formaldehyd-induzierter Fluoreszenz von Aminen und Präkursoren (nach PEARSE)

Nr.	Formaldehyd-induzierte Fluoreszenz gebende Verbindungen	Exitation max. (nm)	Emission max. (nm)
1	m-Tyramin	385	415/510
2	m-Hydroxyamphetamin	385	415/510
3	Metaraminol	385	415/510
4	Dopamin	410	480
5	α-Methyldopamin	410	480
6	DOPA	410	490
7	α-Methyldopa	400	480
8	Noradrenalin	410	480
9	Adrenalin	410	480
10	α-Methylnoradrenalin	410	480
11	3,4-Dihydroxyphenylserin	380	470
12	3-Methoxytyramin	370	470
13	Tryptamin	370	490
14	N-Methyltryptamin	370	490
15	Tryptophan	375	490
16	5-Hydroxytryptophan	410	525
17	5-Hydroxytryptamin	385–410	520–540
18	6-Hydroxytryptamin	400	505
19	5,6-Dihydroxytryptamin	400	500
20	5-Methoxytryptamin	380	525
21	α-Methyl-5-hydroxytryptamin	410	520

tom bei Temperaturen von 0 bis +5°C, anschließender Lufttrocknung und Bedampfung durch Formaldehyd lassen sich Catecholamine mit größerer Empfindlichkeit nachweisen als mit dem FALCK-HILLARP-Standard-Verfahren (Seite 280). Messung der Anregungs- und Fluoreszenzspektren der Formaldehyd-Kondensationsprodukte mit einem Mikrospektrofluorometer ermöglicht es, verschiedene Amine, z. B. Noradrenalin, Dopamin und 5-

Hydroxytryptamin in den Zellen zu unterscheiden. Eine Zusammenstellung der Fluoreszenzeigenschaften einer Anzahl biogener Amine und deren Vorstufen (Präkursoren) sowie verwandter Verbindungen gibt Tab. 47.

4.7.2.4.2. Glyoxylsäure-Kondensationsmethode

Glyoxylsäure-Gas bildet mit biogenen Catecholaminen und Indolaminen intensiv fluoreszierende Verbindungen. Es induziert darüber hinaus eine starke Fluoreszenz mit N-acetylierten Indolaminen (z. B. Melatonin), methoxylierten Catecholaminen (z. B. 3-Methoxytyramin) und Tryptophan- oder DOPA-Peptiden in NH_2- oder COOH-terminaler Position. Diese Verbindungen können mit der Standard-FALCK-HILLARP-Technik nicht visualisiert werden.

4.7.3. Methoden zur histochemischen Darstellung von biogenen Aminen

Chromaffine Reaktion zum Nachweis von Adrenalin und Noradrenalin nach HILLARP *und* HÖKFELT

Durchführung:

1. Frische, dünne Gewebescheiben (in erster Linie von der Nebenniere) werden in folgender Lösung behandelt: 5% Kaliumdichromat $K_2Cr_2O_7$, 90 *ml*, 5% Kaliumchromat K_2CrO_4, 10 *ml* (pH zwischen 5 und 6), 1–2 Tage.
2. Gewebescheiben in dest. Wasser auswaschen, 30–60 min.
3. Herstellung von Gefrierschnitten, auswaschen in dest. Wasser, Einschluß in Glyceringelatine.

Ergebnis:

Adrenalin und Noradrenalin enthaltende Zellen sind dunkelbraun gefärbt. Nach Fixierung mit Glutaraldehyd sind nur noradrenalinhaltige Zellen tingiert.

Bemerkungen:

Die Kaliumdichromat-Reaktion setzt Substanzen in genügender Konzentration voraus. Diese Bedingungen sind fast ausschließlich in der Marksubstanz der Nebenniere gegeben. Da heißes Paraffin das gebräunte Reaktionsprodukt teilweise löst, ist Paraffineinbettung zu vermeiden.

Diazokupplungsreaktion für argentaffine Zellgranula

Durchführung:

1. Fixierung in Formalin, Paraffineinbettung.
2. Entparaffinierte Schnitte in dest. Wasser bringen.
3. Schnitte 30 sec in folgender Lösung behandeln:

1 mg/ml Echtrotsalz B in 0,1 M Veronalacetat-Puffer, pH 9,2.

4. Gründlich in Wasser auswaschen.
5. Kernfärbung mit Hämalaun nach MAYER, 6–10 min.
6. Waschen in fließendem Wasser, 30 min.
7. Alkoholreihe, Xylol, Balsam.

Ergebnis:

Phenolderivate der Granula argentaffiner enterochromaffiner Zellen sind orangerot gefärbt, Kerne blau.

Bemerkungen:

Anstelle von Echtrotsalz B können andere stabile Diazoniumsalze verwendet werden, wie z. B. Echtgranatsalz GBC, Echtblausalz B. Die Diazolösung ist nur sehr beschränkt haltbar.

Formaldehyd-Kondensationsmethode zum Nachweis biogener Amine an Kryostatschnitten nach SPRIGGS, LEVER, REES *und* GRAHAM (1966), REUTTER (1968), *zit. nach* ARNOLD (1968)

Durchführung:

1. Native Gewebestückchen mit Kohlensäureschnee oder Isopentan (vorgekühlt mit flüssiger Luft oder flüssigem Stickstoff) einfrieren.
2. Kryostatschnitte von 15–20 µm Dicke auf Deckgläser aufkleben und in luftdichter Küvette über Phosphorpentoxid bei –20 °C, am günstigsten im Kryostaten, eine Woche trocknen.
3. Schnitte bei +80 °C im Exsiccator mit Paraformaldehyd behandeln, 2 h. (Zur Konstanthaltung des Wassergehaltes werden

50 g Paraformaldehyd eine Woche über 25% Schwefelsäure im Exsiccator aufbewahrt).

4. Schnitte mit Paraffinöl einschließen und mit dem Fluoreszenzmikroskop untersuchen.

Ergebnis:

Catecholamine fluoreszieren grün bis gelbgrün (Exitationsmaximum 410 nm, Emissionsmaximum 480 nm). Serotonin fluoresziert gelb bis orangegelb (410 nm/525 nm).

Kontrolle:

1. Hydroxytyramin und Noradrenalin bilden mit Paraformaldehyd fluoreszierende Kondensationsprodukte innerhalb von 1 h, Adrenalin und Serotonin dagegen in 3 h.

2. Fluoreszierende 3,4-Dihydroisochinoline und 3,4-Dihydrocarbolin werden durch alkoholische Lösung von Natriumborhydrid ($NaBH_4$) zu nichtfluoreszierenden 1,2,3,4-Tetrahydroderivaten reduziert. Durch erneutes Bedampfen mit Paraformaldehyd werden sie wieder in fluoreszierende Formen überführt.

Modifikation der Falck-Hillarp-*Fluoreszenz-Methode nach* Hökfelt *und* Ljungdahl (1972)

Durchführung:

Verfahren an unfixiertem Gewebe:

1. Das rasch entfernte Nervengewebe wird in kalte, Calcium-freie Tyrode-Lösung gelegt (an Stelle von $CaCl_2$ wird $MgCl_2$ verwendet; s. Schulze-Graupner, S. 179).

2. Anfertigung von 20–60 µm dicken Gewebeschnitten mit dem Vibratom. Das Gewebe wird dabei von der kalten (unter +5 °C) Tyrodelösung bedeckt.

3. Übertragen der Schnitte auf Objektträger; die überschüssige Pufferlösung wird mit Filterpapier abgesaugt.

4. Trocknen der Schnitte im Warmluftstrom (z. B. Verwendung eines Haartrockengerätes), 15 min, oder Übertragen in eine luftdichte Küvette mit frischem Phosphorpentoxid (s. S. 279).

5. Schnitte werden über Nacht in den Exsiccator gebracht und danach bei +80 °C im Exsiccator mit Paraformaldehyd (Seite 279, Schritt 3) behandelt, 1 h.

6. Einschluß der im Exsiccator aufbewahrten Schnitte in Xylol, Immersionsöl oder Fluormount (E. GURR), Untersuchung mit dem Fluoreszenzmikroskop.

Ergebnis:

Catecholamine enthaltende Strukturen zeigen eine präzise Grünfluoreszenz.

Verfahren an fixiertem Gewebe:

1. Ratten werden unter Nembutalnarkose mit kaltem 4% oder 10% Formaldehyd (hergestellt aus Paraformaldehydpulver nach PEARSE) in 0,1 M Phosphatpuffer perfundiert (S. 42), 15 min. Zur Erzielung einer spezifischen Catecholamin-Fluoreszenz ist es erforderlich, die Versuchstiere während der Perfusion in einem Eisbad (Mischung von Eis, Wasser und NaCl bei etwa −2 °C) zu halten.
2. Vom rasch entfernten Gehirn werden Stücke zur Nachfixierung in kaltes 4%iges Formaldehyd gelegt, 10—20 min.
3. Anfertigung von 10—20 µm dicken Schnitten mit dem Vibratom und Weiterbehandlung wie bei vorstehender Methode von Schritt 3 an.

Ergebnis:

Bei genauer Einhaltung der vorgegebenen Schritte zeigen Strukturen mit Catecholaminen eine präzis lokalisierte Grünfluoreszenz.

Bemerkungen:

Mit der Vibratom-Schnittechnik lassen sich im Gegensatz zum gefriergetrockneten Material rißfreie Schnitte herstellen. Bei Verwendung von formalinfixiertem Gewebe ist es möglich, an Schnittserien oder auch an gleichen Schnitten die Cholinesterase-Reaktion, die FINK-HEIMER-Silberimprägnation bzw. Immunfluoreszenzuntersuchungen mit der Fluoreszenztechnik zu kombinieren. Durch die Fixierung und Schnittherstellung bei niedrigen Temperaturen wird eine Diffusion von Catecholaminen weitgehend vermieden.

Glyoxylsäure-Kondensationsmethode zur fluoreszenzhistochemischen Darstellung von biogenen Catecholaminen nach Björklund *und Mitarb.* (1973)

Durchführung:

1. Narkotisierte adulte Ratten werden über die *Aorta ascendens* mit ca. 50 m*l* eiskalter 2% Glyoxylsäure in Krebs-Ringer-Bicarbonatpuffer (pH der Pufferlösung 7,0; eingestellt mit NaOH), 3—5 min perfundiert.
2. Die rasch entfernten Gehirne werden in Stücke zerlegt und in kalten Puffer gebracht.
3. Herstellung von 20—50 µm dicken Schnitten mit dem Vibratom (bei der Schnittherstellung müssen die Gewebestücke mit kalter Krebs-Ringer-Bicarbonatpufferlösung pH 7,0 bedeckt sein).
4. Schnitte entweder direkt oder nach 5 min. Behandlung im eiskalten Glyoxylsäure-Perfusionsmedium auf Objektträger übertragen.
5. Entfernung des überschüssigen Puffers mit Filterpapier.
6. Trocknung der Schnitte im Warmluftstrom, 15 min.
7. Schnitte über Nacht im Exsiccator über Phosphorpentoxid unter Vakuum aufbewahren.
8. Durchführung der Glyoxylsäure-Kondensation:

Zu diesem Zweck werden die Schnitte in einem Reaktionsgefäß folgender Behandlung unterzogen: 2 g Glyoxylsäure (24 h über Phosphorpentoxid getrocknet) werden zunächst bei 100 °C 1 h in einem mit dem Reaktionsgefäß verbundenen, geschlossenen Gefäß erhitzt. Danach wird das Reaktionsgefäß mit einer Vakuumpumpe bis zu einem Partialdruck von 300 Torr evakuiert, anschließend wird heiße, mit Glyoxylsäure gesättigte Luft in das Reaktionsgefäß geführt und schließlich warme Luft bei normalem Luftdruck in das Reaktionsgefäß eingelassen. Die Temperatur beträgt während der Dauer der Reaktion +100 °C.

Als Kontrolle dienen nichtperfundierte Hirnschnitte, bei denen die Glyoxylsäure-Behandlung weggelassen wird.

9. Einschluß der Schnitte in flüssigem Paraffin, Untersuchung mit dem Fluoreszenzmikroskop.

Ergebnis:

Catecholamine enthaltende Strukturen zeigen eine intensive Fluoreszenz.

Bemerkungen:

Bei Verwendung des BG 12/44 + 47 Filtersatzes (Schott/Zeiss) fluoreszieren Catecholamine bläulichgrün. Indolamine enthaltende Zellen zeigen eine variable bräunlichgelbe Fluoreszenz. Die Vibratom-Schnittechnik ermöglicht noch keine Schnittserien von exakt gleicher Schnittdicke.

Elekronenmikroskopiscne Darstellung von Noradrenalin durch die chromaffine Reaktion nach WOOD *und* BARRNETT (1964)

Prinzip:

Siehe chromaffine Reaktion, Seite 278.

Noradrenalingranula geben bei pH 4 einen hohen Kontrast, während Adrenalinvesikel in diesem pH-Bereich nur eine sehr geringe Dichte zeigen. Aus diesem Grunde führen WOOD und BARRNETT die Reaktion bei pH 4,1 durch.

Durchführung:

1. Fixierung dünner Gewebestücke mit 6,5% Glutaraldehyd-Cacodylatpuffer pH 7,4, 2 h.
2. Spülen mit Pufferlösung (0,1 M Cacodylatpuffer pH 7,47, über Nacht).
3. Präparierte, Catecholamin-haltige Gewebebezirke 24 h bei +4 °C in folgender Lösung inkubieren: 5% Kaliumbichromat 50 m*l*, 0,2 M Acetatpuffer pH 4,1, 50 m*l*; Natriumsulfat 1 g.
4. Spülen in Acetatpuffer pH 4,1, 30 min.
5. Nachfixierung in 1% OsO_4 mit Sucrose, 1–2 h, ist möglich, ebenso Schnittkontrastierung.
6. Entwässerung, Einbettung in Epoxidharz oder Polyester.

Ergebnis:

Noradrenalingranula zeigen einen hohen Kontrast. Adrenalingranula sind mäßig dicht und feingranuliert.

Bemerkungen:

OsO_4-Nachfixierung führt zur Darstellung anderer Zellbestandteile. Bei pH 6,5 sollen Adrenalin und Noradrenalin nachgewiesen werden.

4.8. Anorganische Stoffe

Der topochemische Nachweis intrazellulärer anorganischer Substanzen ist wegen der geringen Mengen, der hohen Löslichkeit und großen Beweglichkeit dieser Zellkomponenten mit Schwierigkeiten verbunden. Einen gewissen Ausweg bietet hier das Elektronenmikroskop, das den Nachweis kleiner Substanzmengen neben einer präzisen Strukturzuordnung ermöglicht. Auf der lichtmikroskopischen Ebene gestattet das Sulfid-Silber-Verfahren, das durch Bildung von Silberkeimen zu einer erheblichen Volumenvergrößerung der nachzuweisenden Schwermetallpartikeln führt, die histochemische Erfassung sehr kleiner Substanzmengen (Seite 291). In den letzten Jahren haben die histophysikalischen Verfahren der Elektronenbeugung und Elektronensonde zur Diagnose und Lokalisation von Elementen in biologischem Material zunehmend an Bedeutung gewonnen.

Dem lichtoptischen histochemischen Nachweis anorganischer Substanzen liegen folgende Reaktionsprinzipien zugrunde:

1. Lackbildung, 2. Chelatbildung, 3. Bildung eines gefärbten Salzes, 4. Ersatz eines organischen Ions durch ein anderes Ion und Nachweis desselben.

Außerdem stehen noch die Verfahren der Mikroveraschung und Autoradiographie zur Verfügung. Mit Hilfe der Schnittveraschung kann man gute Übersichtsbilder des Mineralstoffgehaltes von Zellen und Geweben erhalten. Die Methode läßt sich auch an Ultradünnschnitten anwenden.

Zuverlässig und routinemäßig einsetzbar sind die Methoden zum Nachweis von Eisen, Calcium und Kalium. Die Darstellung des physiologisch wichtigen Natriums und der Chloride ist dagegen schwieriger. Bei der praktischen Durchführung ist die Anwendung der Kryostatbzw. Gefrierschnittechnik sowie die Gefriertrocknung der Fixierung und Gewebeeinbettung vorzuziehen.

Tabelle 48

Methoden zum Nachweis von Metallen

Metall	Reaktion	Ergebnis	Bemerkungen
Ag	Chelatbildung mit Rubeanwasserstoffsäure, GEDIGK u. PIOCH	Silberverbindungen braunschwarz	gute Lokalisation
Al	Lackbildung mit Aurintricarbonsäure, IRWIN, GEDIGK u. PIOCH	Aluminiumverbindungen tiefrot	spezifisch für Aluminiumsalze
Au	Reduktions-Methode für anorganisches Gold, CHRISTELLER	schwarze bis braunschwarze Granula	ausschließlicher Nachweis für anorganisches Gold
Ba	Rhodizonat-Methode, WATERHOUSE PEARSE	schwarze Niederschläge; nach HCl-Behandlung intensiv rot	unspezifische Reaktion; Abgrenzung von Strontiumsalzen durch HCl-Behandlung
Be	Naphthochromgrün-β-Methode, DENZ	Berylliumverbindungen apfelgrün	durch saure Naphthochromgrünlösung wird Ca herausgelöst
	Alkalische Solochrom-Azurin-Methode, PEARSE	Berylliumverbindungen schwarz	Ca-Verbindungen werden durch Säurebehandlung eliminiert
Ca	Alizarinrot S-Methode, (DAHL Modifikation nach MCGEE-RUSSEL)	Ca-Ablagerungen rotbraun	anorganisches Eisen, dunkelrot
	Kernechtrot-Methode nach MCGEE-RUSSEL	Ca leuchtend rot	andere Strukturen rosa
Cu	Rubeanwasserstoffsäure-Methode OKAMOTO, UZMAN	Kupferverbindungen schwarz	Reaktion nach Behandlung mit konzentrierten Salzsäuredämpfen auch an Paraffinschnitten möglich
	Diäthyldithiocarbamat-Methode, WATERHOUSE	Kupfersalze gelbbraun	bewährt als Nachweisverfahren bei Wirbellosen

Fortsetzung von Tab. 48:

Metall	Reaktion	Ergebnis	Bemerkungen
Fe II	Turnbullblau-Methode, TIRMANN (1898) u. SCHMELTZER	Eisen-II-Verbindung tiefblau	nach LILLIE wird nur ein geringer Teil des vorhandenen Eisens erfaßt
Fe III	Berliner Blau-Methode, PERLS, LISON (1936)	Eisen-III-Verbindungen tiefblau	Verfahren mit hoher Sensitivität
Hg	Diphenylcarbazid-Methode, BRANDINO, LISON	Hg-Verbindungen violett	Spezifität der Reaktion ist pH-abhängig
K	Kaliumnachweis nach CROUT u. JENNINGS	Kaliumkobaltnitrit als gelbliches Kristall	spezifische Reaktion bei unsicherer Lokalisation
Mg	Magneson-Methode (Magneson II: p-Nitrobenzen-azo-1-naphthol)	Magnesiumsalze leuchtend blau	spezifisches Verfahren mit präziser Lokalisation bei geringer Haltbarkeit der Färbung
Ni	Dimethylglyoxim-Methode, FEIGL	abgestuftes rosa	Vorbehandlung der nativen oder formalinfixierten Gefrierschnitte mit 1% Nickelsulfat erweist sich als günstig
Pb	Chromat-Methode, modifiziert nach FAIRHALL	Bleiverbindungen sind als gelbliches Bleichromat nachgewiesen; Hintergrund zartblau	spezifische Reaktion mit guter Lokalisation
	Rhodizonat-Methode, MOLNAR, LILLIE, GEDIGK u. PIOCH	Bleiablagerungen scharlachrot	Maßnahmen zur Erhöhung der Spezifität: Färbung im sauren Bereich (pH 2,8); Vorbehandlung d. Schnitte mit verdünnter H_2SO_4
Pd	Dimethylaminobenzylidenrhodanin-Methode, OKAMOTO, MIKAMI u. NISHIDA	Palladiumverbindungen rotviolett	empfindlich, jedoch unspezifisch; neben Pd reagieren: Ag, Au, Hg und Cu

Fortsetzung von Tab. 48:

Metall	Reaktion	Ergebnis	Bemerkungen
Zn	Dithizon-Methode, MAYER u. Mitarb.	Zinkverbindungen rot bis purpurrot	eine gute Lokalisation der Dithizonreaktion ist nur an aufgezogenen Schnitten möglich;
	Hydroxychinolin-Methode, SMITH et al.	Leukocytengranula fluoreszieren blaß grüngelb	nach 1% Essigsäurebehandlung fehlt die Fluoreszenz
Pb, Au, Ag, Pt, Fe, Cd, Cu, Co, Ni, Zn, Hg	Sulfidsilber-Methode für Schwermetalle, TIMM	die angeführten Schwermetalle reagieren bräunlichschwarz	Verfahren mit relativ geringer Spezifität, aber hoher Empfindlichkeit

(Lit. siehe in ROMEIS, 1968; PEARSE, 1972)

Die Tabelle 48 enthält eine Zusammenstellung lichtmikroskopischer Nachweisverfahren für anorganische Substanzen, die in Routine und Forschung eingesetzt werden können.

4.8.1. Methoden zur histochemischen Darstellung von anorganischen Stoffen

Lichtmikroskopischer Nachweis von Eisen, Calcium und Kalium

a) Darstellung von Fe II durch die Turnbullblau-Methode (Tirmann, 1898; Schmeltzer)

Reaktionsprinzip: Seite 289

Durchführung:

1. Fixierung mit Formalin, Gefrier- oder Paraffinschnitte.
2. Entparaffinierte Schnitte in dest. Wasser bringen. (Durch Behandlung der Schnitte mit 10% Ammoniumsulfid-Lösung 1—24 h kann auch dreiwertiges Eisen erfaßt werden.)
3. Gründlich in dest. Wasser gespülte Schnitte mit einer frisch bereiteten Lösung von gleichen Teilen 20%iger wäßriger Kaliumhexacyanoferrat (III)-Lösung und 1%iger Salzsäure behandeln, 10—20 min.
4. Schnitte gründlich in dest. Wasser waschen.
5. Falls gewünscht, Kernfärbung mit Kernechtrot.
6. Waschen in dest. Wasser.
7. Alkoholreihe, Xylol, Balsam.

Ergebnis:

Eisen-II-Verbindungen sind tiefblau gefärbt.

Bemerkungen:

Das zuverlässige Nachweisverfahren kann durch eine Eisenextraktion zusätzlich gestützt werden. Zu diesem Zweck werden Gewebe nach Neth (1968) in H_2S gesättigtem 80%igem Äthanol 24 h bei +4 °C fixiert und danach bei Zimmertemperatur in folgender Lösung behandelt: 1.10-Phenantroliniumchlorid 1 g, dest. Wasser 100 ml.

Lösung mehrfach wechseln bis zum Verschwinden der Rotfärbung, danach in dest. Wasser spülen. Gewünschte Eisennachweisreaktion durchführen.

b) Nachweis von Fe III durch die Berliner Blau-Methode (Perls; Lison, 1936)

Reaktionsprinzip:

Behandlung mit einer Lösung von Kaliumhexacyanoferrat(II) führt mit Fe III zur Bildung eines unlöslichen Berliner Blau-Komplexes.

Durchführung:

1. Fixierung mit Formaldehyd, Paraffineinbettung (Gefrierschnitte sind weniger günstig).
2. Entparaffinierte Schnitte in dest. Wasser bringen.
3. Schnitte in eine frisch hergestellte Lösung gleicher Teile von 2% Kaliumhexacyanoferrat (II) und 2% HCl stellen, 30–60 min (nach 30 min neue Lösung verwenden!)
4. In dest. Wasser waschen.
5. Kernfärbung mit Kernechtrot, falls gewünscht; danach mit dest. Wasser waschen.
6. Aufsteigende Alkoholreihe, Xylol, Balsam.

Ergebnis:

Eisen-III-Verbindungen sind tiefblau gefärbt.

Bemerkungen:

Kontakt der Schnitte mit eisenhaltigen Geräten ist zu vermeiden. Eine Kontrolle ist durch Eisenextraktion möglich (Seite 288).

c) Nachweis von Calcium, Modifikation nach McGee-Russel

Reaktionsprinzip:

Zwischen Calciumablagerungen und Alizarin S kommt es in Abhängigkeit vom pH zur Bildung von Farbstoffkomplexen.

Durchführung:

1. Fixierung mit Formalin bzw. Formalin-Äthanol, Paraffineinbettung (saure oder metallhaltige Fixierungsgemische sind weniger geeignet).

2. Entparaffinierte Schnitte in 50% Äthanol einstellen.
3. Kurz in dest. Wasser spülen.
4. Färben bei Kontrolle im Mikroskop mit Alizarinrot S-Lösung (2% wäßrige Alizarinrot S-Lösung wird mit verdünntem Ammoniak (1 : 100) auf pH 4.1–4.3 eingestellt), 30 sec bis 5 min.
5. Schnitte ohne Abspülen mit Filterpapier trocknen.
6. Einstellen in abs. Aceton, 10–20 sec.
7. Aceton-Xylol (1 : 1), 10–20 sec.
8. Xylol, Einschluß mit Balsam.

Ergebnis:

Calciumablagerungen sind orangerot (doppeltbrechend) gefärbt; übrige Strukturen rosa.

Bemerkungen:

Durch Veränderung des pH lassen sich verschiedene anorganische Verbindungen erfassen.

d) Kaliumnachweis nach CROUT und JENNINGS

Reaktionsprinzip:

Im Gewebe vorkommendes Kalium wird durch Kobaltnitrit präzipitiert.

Durchführung:

1. Gefriertrocknung, Paraffineinbettung.
2. Gefriergetrocknete Paraffinschnitte von 10 µm Dicke zum Entparaffinieren direkt in Petroläther übertragen (Schnitte nicht auf Objektträger aufziehen!).
3. Frei schwimmende Schnitte in ein frisches Petrol-Äther-Bad bringen.
4. Schnitte auf Objektträger (ohne Eiweißglycerin) aufziehen und an der Luft trocknen lassen, danach mit Filterpapier leicht andrücken.
5. Schnitte mit eiskalter Kobaltnitritlösung behandeln, 15 min (Kobaltnitritlösung: 25 g Kobaltnitrit in 50 ml dest. Wasser lösen, 12,5 ml Essigsäure zusetzen; 120 g Natriumnitrit in 180 ml dest. Wasser lösen; zur Kobaltnitritlösung mit Essigsäurezusatz 210 ml der Natriumnitritlösung zugeben. Mischung zur Entfernung des NO_2 an der Luft stehen lassen, 1–2 h. Im Kühlschrank abkühlen und vor Gebrauch kalt filtrieren).

6. Abtrocknen mit Filterpapier, spülen in 3 Chargen eiskaltem dest. Wasser, je 15 sec (bis keine gelblichen Farbwolken mehr abgehen).

7. Ansteigende Alkoholreihe, Xylol, Balsam.

Ergebnis:

Kaliumkobaltnitrit erscheint als gelblichbraunes Kristall.

Bemerkungen:

Bei ausreichender Spezifität ist mit einer unsicheren Lokalisation der Reaktion zu rechnen.

e) Schwermetallnachweis mit dem Sulfidsilberverfahren nach TIMM

Reaktionsprinzip:

Durch H_2S-haltige Medien kommt es zur Bildung von schwerlöslichen argyrophilen Schwermetallsulfiden, die aus einem Silbernitrat enthaltenden Reduktionsmittel Silber anlagern (Seite 284).

Durchführung:

Erforderliche Lösungen:

a) Gummiarabicumlösung: 20 o. 40 g ungemahlenes Gummiarabicum in 100 ml dest. Wasser lösen, 7—14 Tage stehenlassen (100 ml).

b) 10%ige wäßrige Silbernitrat-Lösung; frisch herstellen! (1 ml)

c) Reduktionsmittel: 5 g Zitronensäure und 2 g Hydrochinon auf 100 ml Aqua bidest. (10 ml).

Lösungen a, b und c (Entwicklungslösung) unmittelbar vor Gebrauch mischen.

1. Fixierung kleiner Gewebeblöcke in mit H_2S gesättigtem 70%igem Äthanol (Zusatz von 2 Tropfen konz. Ammoniak auf 100 ml), 10—12 h; Paraffineinbettung.

2. 6—8 µm dicke, auf Objektträger ohne Klebemittel aufgezogene Schnitte werden über Xylol und absteigende Alkoholreihe in Aqua bidest. gebracht.

3. In eine flache Schale gelegte aufgezogene Schnitte vorsichtig mit Entwicklungslösung übergießen und im Dunkeln bei +22 °C entwickeln, bis die Schnitte leicht braun werden, 20 bis 60 min, maximal 6 h.

4. In dest. Wasser waschen.
5. Gegenfärbung mit Kernechtrot oder Hämalaun.
6. In dest. Wasser und fließendem Wasser waschen.
7. Alkoholreihe, Xylol, Balsam.

Ergebnis:

Schwermetalle (Pb, Pt, Au, Ag, Fe, Cd, Cu, Co, Ni, Zn, Hg) sind braunschwarz gefärbt. Kerne blau (Hämalaun) oder rot (Kernechtrot).

Bemerkungen:

Die Spezifität der Reaktion läßt sich durch Kontrollen erhöhen. Niederschlagsbildung während des Färbevorganges kann durch Verwendung von Aqua bidest. in Quarzglas eingeschränkt werden.

f) Sulfidsilberverfahren für Kryostatschnitte nach Brunk und Sköld

Durchführung:

1. Frisches Gewebe in dünne Scheiben (max. 2 mm dick) zerlegen.
2. Gewebescheiben in einer feuchten Kammer b. +22 °C mit H_2S-Dämpfen behandeln, 20 min.
3. 6—8 µm dicke Kryostatschnitte auf Objektträger bringen.
4. Weiterbehandlung nach der Standard-Methode von Timm (Schritt 3, Schnittentwicklung).

Elektronenmikroskopischer Nachweis von Natrium und Chlor

a) Elektronenmikroskopischer Nachweis von Natrium nach Komnick, aus Geyer (1973)

Reaktionsprinzip:

Na^+-Ionen werden durch Kaliumhexahydroxoantimonat $K[Sb(OH)_6]$ zu einem unlöslichen Niederschlag präzipitiert:

$$K[Sb(OH)_6] + Na^+ \rightarrow Na[Sb(OH)_6] + K^+$$

Durchführung:

1. Fixierung sehr kleiner Gewebeproben in 1% OsO_4 mit 2% $[K\,Sb(OH)_6]$-Lösung unter ständigem Schütteln bei +1 °C, 60 bis 90 min.

Fixierungslösung: Kaliumhexahydroxoantimonat auf dem Wasserbad in dest. Wasser lösen und nach dem Abkühlen OsO_4 zugeben. Lösung mit 0,01 N Essigsäure auf pH 7,2 bis 7,4 einstellen.

2. Gewebestückchen ohne vorherige Spülung je 5 min in 10, 30, 50 und 70% Aceton, danach 10 min in 90% Aceton und 3 × 10 min in abs. Aceton entwässern. Zur Kontrastierung Zusatz von 1% Phosphorwolframsäure und 0,5% Uranylacetat zum 70%igen Aceton.

3. Einbettung in Epoxidharz oder Polyester.

Ergebnis:

Das $Na[Sb(OH)_6]$-Fällungsprodukt zeigt hohen Kontrast.

Bemerkungen:

Zu berücksichtigen ist, daß neben Natrium auch zahlreiche andere Metallionen (z. B. Ca, Mg, Ba, Zn, Fe) und einige Amine (Histamin, Spermin) mit Kaliumhexahydroxoantimonat präzipitiert werden können.

b) Elektronenmikroskopischer Nachweis von Chlor nach Komnick, aus Geyer (1973)

Reaktionsprinzip:

Chlor wird durch Ag^+ (Silberacetat oder -lactat) zu einem unlöslichen Niederschlag gefällt:

$$CH_3 \cdot CHOH \cdot COOAg + Cl^- \rightarrow AgCl + CH_3 \cdot CHOH \cdot COO^-$$

Durchführung:

1. Fixierung kleiner Gewebestücke unter ständigem Schütteln bei +1 °C im Dunkeln bzw. bei schwachem Rotlicht, 2 h. Fixierungsmittel: 1,5% OsO_4 sowie 1% Silberlactat in 0,05 bis 0,1 M Cacodylat-Essigsäurepuffer pH 6,4–6,6.

2. Gewebestücke im Dunkeln bzw. bei Rotlicht in 10% und 30% Aceton einlegen, je 5 min.

3. Mit 0,1 N HNO_3 in 50% Aceton differenzieren, 2 × 5 min.

4. In 70% und 90% Aceton, je 2 × 5 min, danach in abs. Aceton, 3 × 10 min, entwässern.

5. Einbettung in Epoxidharz oder Polyester.

Ergebnis:

Silberchlorid erscheint als elektronendichtes, feingranuläres Präzipitat.

Bemerkungen:

Mögliche Diffusionsartefakte erschweren eine der realen Ionenverteilung entsprechende Präzipitation.

5. Autoradiographie

Die Autoradiographie ermöglicht die Lokalisation radioaktiver Substanzen in Zellen oder Geweben mit Hilfe der Wirkung, welche die Strahlung dieser Substanzen auf eine photographische Emulsion ausübt. Die in der Emulsion vorhandenen Silberbromidkristalle fungieren dabei als Mikrodetektoren der Radioaktivität.

Die Autoradiographie, die bei Untersuchungen zur Lokalisation von Radioaktivität in Geweben auch Histoautoradiographie genannt wird, kann folgende Aussagen treffen:

1. Wo befindet sich Radioaktivität in einem Objekt?
2. Wieviel radioaktives Material ist vorhanden?
3. Welche Substanzen sind markiert?

Darüber hinaus ist die Autoradiographie in der Lage, Stoffwechseluntersuchungen bis zu einzelnen Zellen und ihren Strukturen durchzuführen und deren Umsatzraten (Turnover) zu bestimmen. Dadurch kann sie in wertvoller Weise die Histochemie ergänzen. Besonders durch die gemeinsame Anwendung von Histochemie und Autoradiographie erhält man die für biologische Stoffwechselvorgänge charakteristischen Größen.

5.1. *Physikalische Grundlagen*

Erste autoradiographische Untersuchungen wurden 1924 mit dem natürlich radioaktiven Element Polonium-210 an der Niere durchgeführt. Ihre eigentliche Bedeutung gewann die autoradiographische Methode jedoch erst mit der Entdeckung der künstlichen Radioaktivität.

Im Atomkern liegen Protonen und Neutronen in einer stabilen bzw. instabilen Kombination vor. Der Übergang in den stabilen Zustand vollzieht sich unter Energieabgabe in Form einer radioaktiven Strahlung. Die einer instabilen Konfiguration des Atomkernes zugrunde liegende Zerfallsneigung eines Isotops wird durch seine Halbwertszeit angegeben. Darunter versteht man die Zeitspanne, nach der die Hälfte der anfänglich vorhandenen Masse eines radioaktiven Isotops zerfallen ist. Die verschiedenen radioaktiven Isotope sind durch sehr unterschiedliche Halbwertszeiten gekennzeichnet (Tab. 49). Sie liegen zwischen Bruchteilen von Sekunden und einigen Millionen Jahren. Infolgedessen konzentriert sich die Autoradiographie auf die Verwendung von Isotopen, deren Halbwertszeit mindestens einige Tage beträgt (Tab. 49).

Für die Autoradiographie kommen nur Radioisotope in Frage, die elektrisch geladene Teilchen aussenden, und

Tabelle 49

Gebräuchliche Isotope in der Autoradiographie und einige wesentliche Größen (nach PEARSE, 1972)

Isotope	Halbwertszeit	emittierte Strahlung(en)	maximale Strahlungsenergie KeV*
^{3}H	12,3 Jahre	β	18
^{14}C	5568 Jahre	β	156
^{32}P	14,2 Tage	β	1700
^{35}S	87,2 Tage	β	167
^{45}Ca	164 Tage	β	256
^{59}Fe	45,3 Tage	β, γ	1561
^{90}Sr	28 Tage	β	544
^{125}J	60 Tage	Auger, γ, Röntgenstrahlen	34
^{131}J	8,07 Tage	β, γ	812
^{226}Ra	$1{,}62 \times 10^{3}$ Jahre	α, γ	478, 459
^{232}Th	$1{,}39 \times 10^{8}$ Jahre	α, γ	401, 395

* KeV: Kiloelektronenvolt = Einheit zur Messung der Strahlungsenergie

zwar α-, β- und seltener K-Strahlen. K-Strahler sind z. B. $^{51}_{24}$Chrom und ^{125}J. In der Praxis der Autoradiographie sind in der Hauptsache die β-Strahler von Bedeutung. α-Strahlen werden von der Photoemulsion nur sehr geringfügig absorbiert.

Bei den β-Teilchen handelt es sich um Elektronen (β-Partikel), die bei der Umwandlung eines Neutrons in ein Proton ausgestoßen werden.

Reine β-Strahler sind ^{3}H, ^{14}C und ^{35}S. Von diesen hat sich das Tritium (^{3}H) als besonders günstig für cytologische und histologische Untersuchungen erwiesen. Seine lange Halbwertszeit von 12,5 Jahren gestattet es, zeitlich ausgedehnte Untersuchungen durchzuführen. Zwar hat ^{14}C eine um Zehnerpotenzen längere Halbwertszeit, Tritium besitzt jedoch den Vorteil einer extrem niedrigen Energie und somit den Charakter einer sehr weichen β-Strahlung. Dadurch wird es in der Photoemulsion innerhalb einer Schicht von 1 µm vollständig absorbiert; das bedeutet exaktere Zuordnung zur untersuchten Struktur, also höhere Auflösung, die im Vergleich zu ^{14}C 10mal genauer ist (^{3}H : 0,2 µm, ^{14}C: 2 µm; vgl. auch Abb. 8). Das optimale autoradiographische Auflösungsvermögen von Tritium bedingt, daß die Inkorporation einer geeigneten ^{3}H-markierten Verbindung bis in subzelluläre Bereiche hinein verfolgt werden kann. Dieses Beispiel unterstreicht die große Bedeutung, die der Strahlungsenergie neben der

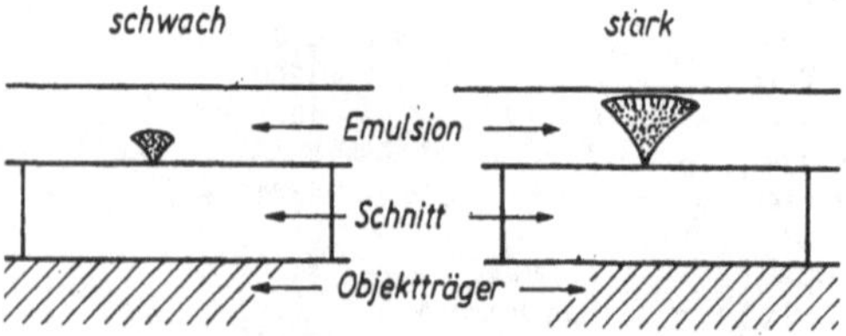

Abb. 8. Bildung von Silberkörnchen in der photographischen Emulsion durch die Strahlungsquelle.
Die in die Emulsion tiefer eindringenden stärkeren Strahlen ergeben eine geringere Auflösung (nach CHAYEN et al.).

Art der Strahlung und der Halbwertszeit für die Anwendbarkeit der einzelnen Isotope zukommt.

Bei allen Arbeiten mit radioaktivem Material sind die Strahlenschutzbestimmungen zu berücksichtigen!

5.2. Photosensibles Material, Exposition

5.2.1. Photosensibles Material

Die in der Autoradiographie verwendeten Emulsionen müssen folgende Eigenschaften besitzen: a) hohe Empfindlichkeit; b) gutes Lokalisationsvermögen; c) gutes Auflösungsvermögen.

Die hohe Empfindlichkeit wird durch den Silberbromidanteil gewährleistet, der im Gegensatz zu photographischen Emulsionen wesentlich höher ist. Lokalisations- und Auflösungsvermögen sind dagegen von der Größe der Kristalle abhängig, deren Durchmesser zwischen 0,04 und 0,3 µm liegt. Kleine Kristalle ermöglichen im allgemeinen eine gute Lokalisation und Auflösung. Im Lichtmikroskop beträgt das Auflösungsvermögen für Autoradiogramme 1 µm, d. h. radioaktive Partikel, die 1 µm voneinander entfernt sind, können unterschieden werden. Im Elektronenmikroskop ist das Auflösungsvermögen 5 bis 10mal größer. Bei feinkörnigen Emulsionen, die für die elektronenmikroskopische Autoradiographie Anwendung finden, läßt sich die Empfindlichkeit durch Erhöhung des Silberbromidanteiles weiter steigern. Die Empfindlichkeit als Eigenschaft der Emulsion kommt außerdem in der Zahl der Silberkörner zum Ausdruck, die als getroffene Teilchen während der Exposition entstehen. Aus dem Verhältnis der Silberkornzahl im Autoradiogramm zur Zahl der Zerfallserscheinungen im Präparat während der Expositionszeit ergibt sich die Bewertung der Leistungsfähigkeit (Effizienz) einer autoradiographischen Methode.

Unter den handelsüblichen Emulsionen (Tab. 50) ist von den häufig verwendeten Ilford-Emulsionen die Ilford-L4-Emulsion für die lichtmikroskopische und elek-

Tabelle 50

In der Autoradiographie besonders verwendete Emulsionen und ihre Eigenschaften

Emulsionstyp	Kristalldurchmesser [μm]	Bemerkungen
Ilford L 4	0,12	Für licht- und elektronenmikroskopische Autoradiographie, besonders für β-Teilchen, aber auch andere Partikel geeignet. Die strapazierfähige Emulsion ist vor Gebrauch mit dest. Wasser zu verdünnen.
ORWO K 6	0,16	Lichtmikroskopische und elektronenmikroskopische Autoradiographie; Emulsion stets verdünnt zu verwenden! (Vorsicht! Explosionsgefahr!)
Gevaert NUC 307	0,07	Elektronenmikroskopische Autoradiographie, besonders zum Nachweis von energiearmen β-Partikeln (^{3}H), außerdem für ^{14}C und ^{35}S.
Eastman NTB 1 Kodak	0,29	Lichtmikroskopische Autoradiographie; in Gelform oder als Strippingfilm erhältlich; vorwiegend für α- und β-Teilchen niedriger Energie (^{3}H).
Kodak AR 10	0,20	Strippingfilm (lichtmikroskopische Autoradiographie); Anwendungsbereich: α-, β-Teilchen, Auger-Strahlung, ^{3}H- und ^{125}J-Präkursoren. Auflösungsvermögen im Mittel bei 2,5 μm,
NIKFI Typ M (Niichimphoto, Leningrad)	0,14	vergleichbar mit Ilford L 4

tronenmikroskopische Autoradiographie besonders geeignet. ORWO K 6 ist in der Cytologie gut anwendbar. Zuverlässig sind ferner die Eastman-Kodak und Agfa-Gevaert-Emulsionen.

5.2.2. Exposition

Während der Exposition muß die radioaktive Substanz durch Abgabe ihrer Strahlung ausreichend lange auf die Emulsion einwirken, um ein Latenzbild zu erzeugen (autoradiographische „Belichtung“). Bestrahlung einer Photoemulsion mit α- oder β-Teilchen führt von Anfang an und fast 100%ig zu einem linearen Ansteigen der Schwärzung mit der Dauer des Auftreffens radioaktiver Partikel bis zur vollständigen Schwärzung. Alle Silberbromidkristalle, die durch die radioaktive Strahlung getroffen wurden, werden zu kleinen schwarzen Körnchen (= metallisches Silber) reduziert.

Die Exposition der Autoradiogramme erfolgt unter prinzipiell gleichen Bedingungen: a) bei konstanter Temperatur (+4°C); b) bei minimaler Luftfeuchtigkeit, die durch hygroskopische Substanzen, wie z. B. Calciumchlorid erreicht wird; c) bei absoluter Dunkelheit.

Zur Aufbewahrung der zu exponierenden Präparate dienen im allgemeinen abwaschbare, schwarze Kunststoff-Kleinboxen bzw. Präparatekästen, die in großen Sammelboxen untergebracht sind. Diese Sammelboxen werden im Kühlschrank, der sich in einer speziellen Expositions- bzw. auch Dunkelkammer befindet, aufbewahrt.

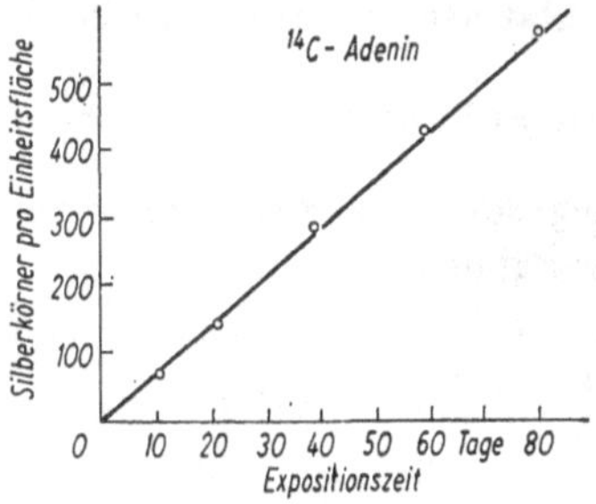

Abb. 9. Beziehung zwischen Expositionsdauer und Silberkorndichte je Einheitsfläche bei ^{14}C-Adenin-markierten Leberschnitten der Maus.

Die zu ermittelnde Expositionszeit hängt von folgenden Faktoren ab: a) von der Art des Isotops, b) seiner Dosierung, c) der Art der Emulsion und d) vom Experiment. Bei beabsichtigter Silberkornzählung muß darauf geachtet werden, daß der Zeitpunkt erfaßt wird, an dem die

Silberkörner noch deutlich voneinander zu unterscheiden sind.

Zur Ermittlung der optimalen Expositionszeit werden in der Expositionsbox sog. „Pilotpräparate" mitgeführt, an denen man sukzessiv Probeentwicklungen vornimmt. Die Beziehungen zwischen Expositionszeit und Silberkorndichte je Einheitsfläche bei ^{14}C-Adenin-markierten Leberschnitten der Maus zeigt das Diagramm Abb. 9, S. 299.

5.3. *Herstellung von Autoradiogrammen*

Zur Herstellung von Autoradiogrammen gehören prinzipiell sechs Arbeitsgänge:

1. Markierung (z. B. Injektion von radioaktiven Substanzen in Tiere, Inkubation von Schnitten in radioaktiven Lösungen, Auftragen von radioaktiven Substanzen auf Objekte, z.B. Blätter).
2. Aufbereitung markierter Objekte (Wahl der radioaktiven Überlebenszeit, Entnahme interessierender Proben und deren Weiterverarbeitung).
3. Zusammenbringen markierter Objekte mit photosensiblem Material.
4. Exposition (Aufbewahrung des markierten Materials in Verbindung mit dem Photomaterial in lichtdichten Kästen).
5. Photochemische Entwicklung.
6. Auswertung des Autoradiogramms.

5.4. *Methoden der Autoradiographie biologischer Objekte*

Zur Lokalisation der Radioaktivität stehen folgende Verfahren zur Verfügung:

1. Makroautoradiographie (z. B. Ganztier-Autoradiographie)
2. Mikroautoradiographie (Autoradiographie mikroskopischer Objekte)

5.4.1. Ganztier-Autoradiographie

Das Verfahren läßt sich in erster Linie bei kleinen Versuchstieren, z. B. Mäusen, Ratten und Meerschweinchen anwenden, da bei größeren Tieren die technischen Anforderungen und Fehlerquellen erheblich zunehmen. Zur Schnittherstellung (Schnittdicke etwa 20 μm) ist ein Mikrotom mit schwerem Schlitten erforderlich, das zur Gewährleistung konstanter, tiefer Temperaturen in einem Kryostaten eingebaut sein muß.

Eine Verlagerung der applizierten radioaktiven Substanzen wird verhindert, wenn man das Versuchstier sehr rasch einfriert. Bewährt hat sich dabei die Einfrierprozedur in Isopentan/flüss. Stickstoff bei −150 °C. Die angefertigten Schnitte werden dann mit einem Kontaktverfahren weiterbehandelt.

Hauptanwendungsgebiete der Ganztier-Autoradiographie sind Untersuchungen über die Verteilung von Pharmaka oder deren radioaktiven Metaboliten.

5.4.2. Mikroautoradiographie

Zur Lokalisation der Radioaktivität in mikroskopischen Objekten stehen zur Verfügung:

a) Kontakt-Methoden
b) Mounting-Methoden
c) Stripping-Film-Methoden
d) Methoden mit flüssigen Emulsionen („Dipping-Methoden“)
e) Auftropfmethoden

Diese Methoden können für Untersuchungen an Kleinstlebewesen, wie Bakterien und Einzellern, sowie an Zellen und Geweben herangezogen werden.

Bei der Planung eines autoradiographischen Experimentes muß in jedem Fall geprüft werden, welche der angeführten autoradiographischen Methoden für die jeweilige Fragestellung geeignet ist. Die in der Gegenwart am meisten verwendeten Verfahren sind die Dipping-Technik („Eintauch"-Technik) und die Stripping-Film-Methode (Seite 307). Für Laboratorien, die autoradiographische Untersuchungen nur gelegentlich durchführen, empfiehlt sich die Anwendung der Stripping-Film-Technik. Flüssige Emulsionen sind dagegen dort von Bedeutung, wo es auf ein hohes Auflösungsvermögen und große Versuchsserien ankommt.

5.4.2.1. Grundlagen der Gewebevorbehandlung

Für die Qualität eines Autoradiogramms bildet die Qualität des verwendeten Gewebeschnittes eine wichtige Voraussetzung. Im einzelnen ist folgendes zu beachten:

a) Die Fixierung, die stets in Abhängigkeit von der Zielsetzung der Untersuchung zu wählen ist, darf nicht zu einer chemischen Beeinflussung des autoradiographischen Filmes bzw. der Emulsion führen. Quecksilber und Blei enthaltende Fixierungsgemische sollten daher möglichst gemieden werden. Zuverlässige Fixierungsmittel sind z. B.: Methanol, Carnoy, Bouin, Formalin-Calcium nach Baker.

Substanzverluste durch Auswaschen während der Gewebebehandlung lassen sich einschränken, wenn anstelle einer chemischen Fixierung die Gefriertrocknung verwendet wird. Extraktion von Radioaktivität kann schließlich durch Herstellung nativer Kryostatschnitte vermieden werden. Als Methode der Wahl bieten sich native Kryostatschnitte an, die man am Ende der Exposition, unmittelbar vor der Entwicklung zur besseren Strukturerhaltung fixiert.

b) Zum Aufziehen der Gewebeschnitte sind nur vollständig entfettete und völlig saubere Objektträger zu verwenden (Säuberung mit erwärmter Chromschwefelsäure, danach längere Wässerung).

c) Paraffinschnitte erfordern eine gründliche Entparaffinierung (2 × Xylol, absteigende Alkoholreihe; Entparaffinierungslösungen nach zweimaligem Gebrauch wechseln!). Paraffinreste im Gewebeschnitt verhindern die feste Haftung der Emulsion bzw. des Stripping-Films.

5.4.2.2. *Artefakte im Autoradiogramm*

Hauptsächlich können folgende Artefakte entstehen:

a) Zu starke Untergrundschwärzung („Background") in diffuser Verteilung, Ursachen: unbrauchbare Emulsion, Lichteinfall während der Exposition, zu hohe Entwicklungstemperaturen, falsche Entwickler- oder Fixationslösung, vom Schnitt bzw. Objektträger ausgehende chemische Einwirkungen (Chemographie).

b) Fleckenförmige Untergrundschwärzung ohne Beziehung zu bestimmten Gewebsbezirken. Ursachen: Fingerabdrücke, Staubpartikel, unvollständig entparaffinierte Schnitte, mechanische Beeinflussung der Emulsion bei der Herstellung der Autoradiogramme oder während der Expositionszeit.

c) Ablösung der gesamten Emulsion oder Blasenbildung unter der Emulsion. Ursachen: unvollständig entfettete oder entparaffinierte Objektträger, zu große Temperaturunterschiede zwischen Expositions- und Entwicklermedium.

d) Braune Verfärbung bzw. Schwinden der Silberkörner im fertigen Autoradiogramm. Ursachen: zu kurze Fixationszeit oder zu kurze Wässerung, Substanzeinwirkung bei der Färbung bzw. Differenzierung der Autoradiogramme auf die Filmschicht.

e) „Fading": Darunter versteht man das Verblassen des latenten Bildes, besonders bei zu hoher Temperatur und zu hoher Luftfeuchtigkeit während der Exposition. Im Ergebnis sind weniger Silberkörner vorhanden als zu erwarten waren. Diese Erscheinung kann sich besonders bei langen Expositionszeiten nachteilig auswirken.

5.4.2.3. *Quantitative Autoradiographie*

Die quantitative Autoradiographie versucht, die in den Zellen und Geweben enthaltene relative Menge der Radioaktivität zu erfassen. Folgende Verfahren werden dazu hauptsächlich angewandt:

a) Silberkornzählung pro Flächeneinheit der Emulsion
b) Bahnspur-(Track)-Zählung pro Flächeneinheit der Emulsion
c) Zählung von markierten Einheiten (z. B. Anzahl von markierten Zellkernen in einem Gewebe)
d) Photometrische Densitometrie

Bei Anwendung von Radioisotopen, die β-Teilchen emittieren, ist die Auszählung der Silbergranula das einfachste und sicherste Verfahren. Es erlaubt eine quantitative Auswertung geringer Konzentrationen von Radioisotopen in sehr kleinen Gewebebereichen. Da die Silberkorndichte (= Anzahl der Silbergranula pro Flächeneinheit) eine Funktion der Radioaktivität des jeweils untersuchten Gewebebezirkes ist, resultieren aus der Silberkornzählung Aussagen über das mengenmäßige Vorkommen der betreffenden radioaktiven Substanz.

Bei der praktischen Durchführung der Silberkornzählung müssen die ohne Einwirkung des Präparates in der Emulsion vorliegenden Granula berücksichtigt werden. Zu diesem Zweck bestimmt man in Kontrollpräparaten die Zahl dieser Granula pro Flächeneinheit und zieht den so ermittelten „Leerwert“ von den bei Auszählung der autoradiographischen Präparate gewonnenen Werten ab.

In Abhängigkeit von der Beschaffenheit des Präparates kann die mikrophotometrische Auswertung von Autoradiogrammen

a) nach dem Prinzip der Auflicht-Reflexion oder
b) der Durchlicht-Absorption

erfolgen.

Im ersten Fall wird das bei Auflichtbeleuchtung im Dunkelfeld von den autoradiographischen Silberkörnern reflektierte Licht gemessen, im zweiten Fall bestimmt man die Lichtabsorption mit einem Durchlichtverfahren. Dabei mißt man im allgemeinen den Anteil des Lichtes, das von den Silberkörnern nicht absorbiert wird.

Die photometrischen Auswertungen können mit käuflichen Mikroskop-Photometern vorgenommen werden, die nach dem Einstrahlprinzip arbeiten. Eine Standardisierung photometrischer Messungen läßt sich mit elektronischen Hilfsmitteln erreichen.

Die Bahnspurauszählung registriert emittierte α-Teilchen, die in der photographischen Schicht annähernd linear angeordnete, mitunter kaum unterbrochene Punktreihen (Bahnspuren) bilden. Das Verfahren erlaubt eine Unterscheidung zwischen einer radioaktiv ausgelösten oder durch andere Effekte hervorgerufenen Schwärzung des Filmmaterials. Daher ist es auch möglich, schwächer aktive Präparate auszuwerten.

Die Aktivitätsbestimmung mit Hilfe der Photodensitometrie beruht auf der Darstellung der Gesamtaktivität pro Flächeneinheit bei Berücksichtigung der Silberkornverteilung.

Eine elegante Form der quantitativen Autoradiographie ist die mengenmäßige Erfassung von Enzymen mit Hilfe markierter Inhibitoren. Die Quantifizierbarkeit beruht dabei in erster Linie auf dem stöchiometrischen Verhältnis zwischen den Enzymmolekülen und den Molekülen des Inhibitors, der markiert ist. Überzeugende Resultate wurden mit dem Verfahren markierter Inhibitoren unter Heranziehung von ^{3}H-*DFP* (Tritium markiertes Dinitroflourophosphat) zum quantitativen Nachweis der Acetylcholinesterase in motorischen Endplatten erzielt.

Die quantitative Autoradiographie elektronenmikroskopischer Präparate wird heute vielfach durchgeführt. Gute Untersuchungsergebnisse liegen z. B. über die mitochondriale Eiweißsynthese und die Acetylcholinesteraseverteilung an motorischen Endplatten vor.

5.4.2.4. *Elektronenmikroskopische Autoradiographie*

Das Verfahren erfordert spezielle Emulsionen mit einem sehr hohen Silberhalogenidgehalt und sehr geringer, aber gleicher Korngröße. Einkornschichten mit homogen verteilten und dicht liegenden Kristallen, die mit Hilfe der Eintauch- oder Tropfmethode auf die Ultradünnschnitte geschichtet werden können, sind für die elektronenmikroskopische Autoradiographie gut geeignet. Zuverlässige Resultate wurden mit der Ilford L4-Emulsion erzielt (Seite 297).

Als Isotope können in erster Linie solche mit einer sehr niedrigen Strahlungsenergie, z. B. Tritium, verwendet werden, deren Dosierung erheblich größer sein muß (etwa 10×) als für lichtmikroskopische Untersuchungen. Selbst in diesen Fällen muß man jedoch eine erhebliche Streuung der emittierten Teilchen einkalkulieren. Eine ortsrichtige Lokalisation der applizierten Substanzen ist mit einer Genauigkeit bei 0,1 μm oder in besonderen Fällen auch darunter zu erreichen.

Für cytochemische Untersuchungen gewinnen Verfahren an Bedeutung, bei denen ein Dünnschnitt nachträglich mit radioaktiven Substanzen imprägniert wird. Auf diese Weise ist es möglich, selektive Markierungen in einzelnen Zellbestandteilen zu erhalten. Zur Untersuchung wasserlöslicher radioaktiver Substanzen bietet sich neben den Gefriertrocknungs- und Gefriersubstitutionsverfahren (Seite 16–30) der Einsatz von Gefrierultradünnschnitten an.

Die aufgetragene Emulsion wird in einem staubfreien Luftstrom getrocknet. Die Exposition erfolgt in lichtdichten Kästen in Gegenwart eines Trockenmittels (Calciumchlorid, Phosphorpentoxid) bei Kühlschranktemperatur, wobei die Expositionszeiten wegen der dünnen Gewebeschnitte erheblich größer sind als bei den üblichen Histoautoradiogrammen.

Nach einer gelungenen Prozedur erscheint das Silberkorn des Autoradiogramms im elektronenoptischen Bild meist wie ein locker aufgespultes Wollknäuel. Hinsichtlich technischer Einzelheiten wird auf GEYER (1973) verwiesen.

5.4.3. Stripping-Film- und Dipping-Methoden

5.4.3.1. Stripping-Film-Methode

Die praktische Bedeutung und breite Anwendungsmöglichkeit der Methode beruht hauptsächlich

a) auf der Verwendbarkeit käuflichen Filmmaterials,
b) auf ihrer relativ leichten Handhabung.

Hinzu kommen eine gute Strahlungsempfindlichkeit und ein sehr gutes Auflösungsvermögen des Filmmaterials.

Stripping-Film-Technik (PELC nach PEARSE, 1972)

Durchführung:

1a) Fixierung kleiner Gewebestücke in Formalin-Calcium, Eisessig-Äthanol (1 : 3) oder Carnoy, normale Paraffineinbettung. Schonende Paraffineinbettung nach Fixation mit Eisessig-Äthanol oder Carnoy: 15 min Benzol (Zimmertemperatur), 15 min warmes Benzol (+56 °C), 4 Chargen weiches Paraffin (+56 °C), je 30 min, danach Einbettung in Paraffin (+60 °C). Herstellung von Paraffinschnitten (5 µm oder dünner) und Strecken der Schnitte auf warmem Wasser.

1b) Kryostatschnitte von unfixiertem Gewebe, nachfixiert mit Eisessig-Äthanol, 15 min. Für wasserlösliches Material sind unfixierte Kryostatschnitte zu verwenden.

2. Aufziehen der Schnitte auf gelatinierte Objektträger (in verdünnter Chromschwefelsäure sorgfältig gereinigte Objektträger werden zum Gelatinieren in folgende, frisch bereitete Lösung getaucht: 5,0 g Gelatine, 0,5 g Chromalaun, 1000 m*l* dest. Wasser); anschließend an der Luft trocknen.

3. Aufziehen des Strippingfilms (Schritt 3—6 im Dunkeln!): Der Film wird zu diesem Zweck mit einem scharfen Skalpell oder einer Rasierklinge in Streifen der gewünschten Größe zurechtgeschnitten, abgezogen (Strippingfilm!) und danach bei

Zimmertemperatur auf einer Wasseroberfläche (dest. Wasser, +20 °C) mit der Emulsionsschicht nach unten gestreckt, 3 bis 5 min (Abb. 10). Die schwimmenden Filmstücke hebt man anschließend mit dem Objektträger oder Deckgläschen, auf dem sich der radioaktive, vorher entparaffinierte Gewebeschnitt befindet, aus dem Wasser und bringt dadurch die strahlungsempfindliche Emulsion mit dem Präparat in Kontakt. Den überstehenden Rand des Films schlägt man um den Objektträger (Abb. 10).

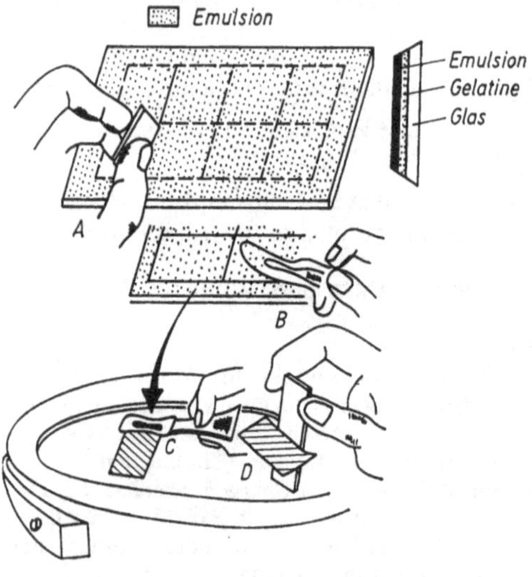

Abb. 10. Stripping-Film-Methode.
A u. *B*; Entfernen des Films von der Glasplatte. *C* u. *D*: Strecken der Filmstücke auf der Wasseroberfläche; aufziehen auf Objektträger, auf dem sich das radioaktive Gewebe befindet (weitere Erklärungen im Text. Nach HARBERS).

4. Trocknen der bedeckten Präparate an der Luft (höhere Luftfeuchtigkeit, ca. 60–70%, erforderlich) etwa 2 h.

5. Exposition des Films in käuflichen Belichtungskästen oder selbst hergestellten, einfachen lichtdichten Pappkästen; bei längeren Expositionszeiten am vorteilhaftesten bei +4 °C, sonst bei +14 bis +16 °C. (Die Expositionszeit kann normalerweise

einige Tage bis einige Wochen betragen. Sie ist von 3 Faktoren abhängig: a) von den Strahlungseigenschaften des verwendeten Radioisotops, b) von der spezifischen Aktivität der radioaktiven Substanzen im Präparat und c) von der Empfindlichkeit der Emulsion).

6. Photographische Entwicklung der Präparate in Glasküvetten oder Entwicklungsschalen bei konstanter Temperatur von +17 bis +18 °C bei Verwendung eines normalen Entwicklungs-, Unterbrechungs- und Fixierbades. Entwicklungsdauer: bis 30 min; abspülen im Unterbecher: 30 sec; Fixierung: 4 min bei dauernder Bewegung der Flüssigkeit.

Als Entwickler wird empfohlen:
Monomethyl-para-aminophenolsulfat (Elon), 2,2 g; wasserfreies Natriumsulfit, 72 g; Hydrochinon, 8 g; wasserfreies Natriumkarbonat, 48 g; Kaliumbromid, 4 g; dest. Wasser, 1000 *ml*. Vor Gebrauch filtrieren!

7. Gründlich mit fließendem Wasser spülen, 30 bis 60 min.

8. Einschluß in Glyceringelatine für phasenkontrastmikroskopische Untersuchungen oder Färbung der Präparate mit Hämalaun-Eosin bzw. mit Methylgrün-Pyronin (Seite 114).

9. Bei Hämalaun-Eosinfärbung in 1% HCl-Lösung differenzieren, bis die Kerne scharf hervortreten, ca. 30—60 sec.

10. Trocknen der Präparate in staubfreier Atmosphäre bei horizontaler Lagerung der Filmschicht, 1 h.

Ergebnis:

In der Photoemulsion sichtbare, geschwärzte Regionen oder granulaähnliche Punkte sind als Ergebnis der Radioaktivität des Gewebes anzusehen.

Bemerkungen:

Nach Schritt 10 können die Präparate in der ansteigenden Alkoholreihe entwässert und über Xylol in Neutralbalsam eingeschlossen werden. Die Schnittfärbung ist auch vor Herstellung der Autoradiogramme an entparaffinierten, noch nicht mit der Filmschicht bedeckten Schnitten möglich. Hier empfiehlt sich besonders die FEULGEN-Reaktion (Seite 112), da sie durch die photographische Fixierung (Schritt 6) nur wenig beeinträchtigt wird.

Neben den bereits auf Seite 301 erwähnten Vorteilen der Stripping-Film-Technik sei auf die konstante Schichtdicke der fabrikmäßig hergestellten Filmtypen hingewiesen, die reproduzierbare qualitative und quantitative Untersuchungen gestatten. Diese Eigenschaft ist besonders bei Isotopen mit hohen KeV-Werten (Seite 295) von Bedeutung.

Der Nachteil des Stripping-Films ist seine Nichtanwendbarkeit in der elektronenmikroskopischen Autoradiographie und seine eingeschränkte Verwendbarkeit in der Doppelschicht-Autoradiographie. Außerdem beeinträchtigt die Gelatineschicht die Schärfe der Präparate bis zu einem gewissen Grad. Besonders störend jedoch manifestiert sie sich im Dunkelfeld bei der Photometrie der Autoradiogramme (Streulichtbildung durch angefärbte Gelatine).

5.4.3.2. Dipping (Tauch)-Methode

Die Dipping- oder Tauch-Methode ist neben der Stripping-Film-Methode das am meisten verwendete autoradiographische Verfahren der Gegenwart. Die Emulsionen werden in Gelform geliefert und bestehen aus einer Gelatinegrundmasse, in die ein Anteil an Silberhalogenid eingelagert ist. Sie lassen sich sehr dünn auf das Präparat auftragen und färben sich im Gegensatz zum Stripping-Film nicht mit. In der Literatur überwiegen in der lichtmikroskopischen Autoradiographie die Ilford-Emulsionen (L 4 und K 2). Gute Ergebnisse lassen sich auch mit der ORWO K 6-Emulsion erzielen.

Die erfolgreiche Anwendung der Dipping-Methode ist an eine Reihe methodischer Voraussetzungen geknüpft, die man unbedingt wissen muß, um Fehlschläge zu vermeiden. Von Bedeutung ist bei härteren Strahlern die sachgerechte Verdünnung der gelieferten Emulsionen. Für lichtoptische Zwecke empfiehlt sich eine Verdünnung der Emulsionen Ilford L 4, K 2 oder ORWO K 6 im Verhältnis von etwa 1 : 1 bei einer Temperatur um +40 °C.

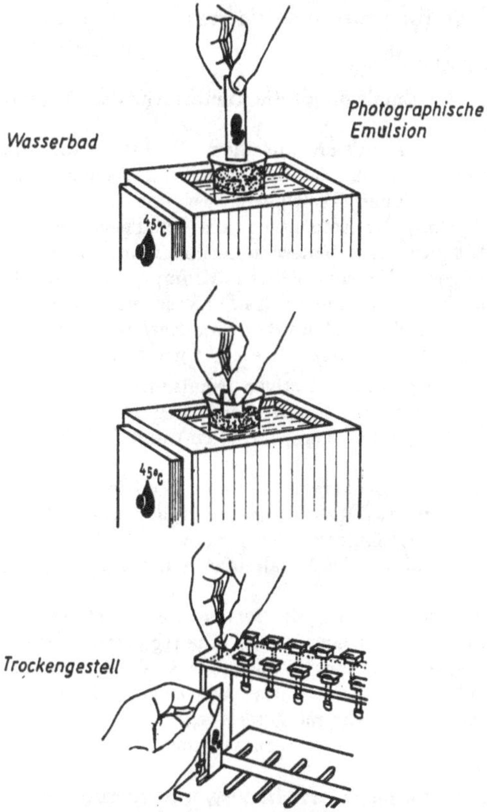

Abb. 11. Hauptschritte der Dipping-(Tauch)-Methode (nach JUNQUEIRA et al; 1975).

Eine gründliche Durchmischung der verdünnten Emulsionen wird durch ein langsam laufendes Rührwerk gewährleistet.

Die Hauptschritte der Dipping-Technik sind in Abb. 11 dargestellt. Alle Arbeiten, die Seite 312–313 detailliert aufgeführt werden, müssen bei Rotlicht-Schutzfilter, z. B. ORWO Nr. 107 bei 15 W, erfolgen.

Dipping-Methode (in Anlehnung an AMLACHER, 1974)

Durchführung:

1. Anpassung der Emulsion an die Temperatur der Dunkelkammer (18—20 °C).

2. Entnahme der Emulsion aus dem Vorratsgefäß. Bei Ilford-Emulsionen befinden sich die Emulsionsstückchen in einer handlichen, braunen Weithalsflasche mit Schraubverschluß. Die Entnahme der Emulsionen aus den Thermosbehältern von ORWO sollte aus Arbeitsschutzgründen mit Brille und Halsschutz erfolgen. Die aus groben Klumpen bestehende ORWO-Emulsion muß im Inneren des Behälters vor Gebrauch mit einem Glasstab zerkleinert werden. Zur Entnahme wird in beiden Fällen ein Glasspatel oder Glasstab verwendet.

3. Herstellung der gebrauchsfertigen Emulsion:

a) Dazu bringt man die Emulsionsbrocken in ein 50 m*l* fassendes Becherglas (Höhe: 6 cm, ⌀ 3,5 cm) und füllt bis zur Hälfte auf.

b) Danach wird das Becherglas mit der Emulsion in einen Metallsockel mit folgenden Maßen gestellt: Höhe 8 cm; äußerer Durchmesser 7 cm; Durchmesser der inneren Bohrung 4 cm; Tiefe 4 cm. Die Wanddicke des Metallmantels beträgt demnach 1,5 cm.

c) Das Becherglas wird nach Erwärmen in den Metallsockel gebracht und mit diesem zusammen auf eine regulierbare Heizplatte gestellt. Temperatur der Heizplatte +40 °C. Zur Temperaturkontrolle befindet sich ein mit dest. Wasser gefülltes, größeres Becherglas mit einem Thermometer ebenfalls auf der Heizplatte. Das Erwärmen der Emulsion ist auch im Wasserbad möglich (Abb. 11).

d) Sobald die Emulsion geschmolzen ist, wird geprüft, ob das Becherglas bis auf 25 m*l* (1. Markierung) gefüllt ist. Gegebenenfalls wird Emulsion nachgefüllt.

e) Mit 2%iger Glycerinlösung in dest. Wasser von +40 °C füllt man nun bis auf 50 m*l* (2. Markierung) auf. Bei nicht erforderlicher Verdünnung wird mit Emulsion aufgegossen.

f) Der Metallsockel mit der Emulsion wird nunmehr von der Heizplatte genommen und die verdünnte Emulsion im elektrischen Rührwerk gerührt, ca. 1 min. Die Emulsion bleibt danach bis zum Aufsteigen aller Luftblasen stehen, etwa 5 min.
Ein sauberer Objektträger ohne Schnitt wird nun langsam und gleichmäßig in die Emulsion getaucht und vorsichtig heraus-

gezogen. Auf diese Weise läßt sich prüfen, ob sich die Emulsion gleichmäßig und blasenfrei verteilt hat.

g) Als Modifikation kann man das Becherglas aus dem Sockel heben und die Emulsion über einen mit Gaze beschichteten, vorgewärmten Trichter luftblasenfrei langsam in ein vorgewärmtes Glas füllen.

4. Die zur Beschichtung mit der Emulsion vorgesehenen Präparate werden entparaffiniert, zu Wasser geführt und danach getrocknet. Objektträger, die keine Chromalaungelatineschicht enthalten, müssen vor dem Auflegen des Objektes gemäß Seite 307, Schritt 2, beschichtet werden. Die getrockneten Präparate lassen sich staubfrei aufbewahren. Zur Beschichtung mit Emulsion werden sie auf die Heizplatte gelegt und auf +40 °C vorgewärmt.

5. Die vorgewärmten Objektträger werden mit Hilfe einer Klammer, am besten einzeln, gleichmäßig in die Emulsion getaucht und langsam wieder herausgenommen. Abfließende Emulsion saugt man mit Filterpapier ab. Die senkrecht gestellten Objektträger (Abb. 11) werden bei völliger Dunkelheit luftgetrocknet, mindestens 2 h. Vorher kann man die Emulsionsschicht an der Unterseite der Objektträger durch Abwischen entfernen und die Objektträger zum Gelieren der Emulsion 10 min auf eine eisgekühlte Platte legen.

6. Exposition, photographische Entwicklung bei +20 °C (Seite 308), Wässerung, gegebenenfalls Färbung (Seite 309); Trocknung in staubfreier Atmosphäre, Einschluß in Neutralbalsam.

Ergebnis:

Radioaktivität wird in der Photoemulsion durch geschwärzte Regionen oder granulaähnliche Punkte angezeigt.

Bemerkungen:

Das Reaktionsergebnis wird besonders durch die Beschaffenheit der Emulsionsschicht beeinflußt. Unkontrollierbare Veränderungen der Schichtdicke sind während des Trocknungsprozesses (Schritt 5) unter dem Einfluß von Raumtemperatur und Luftfeuchtigkeit möglich. Auch bei zu schnellem Trocknen muß mit Artefakten, sog. mechanischen Stress-Artefakten, gerechnet werden. Einheitliche Emulsionsschichten mit gleichmäßiger Silberhalogenidkorn-Verteilung erhält man, wenn die Trocknung im Thermostaten bei +28°C (LEBLOND et al., 1963) oder +40°C (AMLACHER, 1974) bei einer relativen Luftfeuchtigkeit von 60—80% vorgenommen wird.

5.5. *Anwendungen der Autoradiographie*

Die Autoradiographie bietet heute ein breites Feld von Anwendungsmöglichkeiten, wobei die quantitative Erfassung markierter funktioneller Gruppen praktisch als ihre Domäne angesehen werden kann. Ein umfassendes Anwendungsgebiet sind Untersuchungen zur Bestimmung der Größe der Eiweißsynthese unter Verwendung markierter Vorstufen von Eiweißen und Nucleinsäuren. Wenn eine bestimmte Zeiteinheit im Experiment verwendet wird, so ist es möglich, die Geschwindigkeit des Stoffwechselprozesses unter den Untersuchungsbedingungen zu ermitteln. Der Stoffwechsel von Kohlenhydraten, Lipiden und den bereits erwähnten Eiweißen und Nucleinsäuren wurde auf diesem Wege lokalisiert und analysiert. Speziellere Untersuchungen ermöglichen z. B. die Ermittlung der Lokalisation und der Dauer der *DNS*-Synthese im Zellkern und in den Mitochondrien oder des Nachweises der Sulfatierung von Glykoproteinen im GOLGI-Apparat von Becherzellen und von Fibroblasten. Ein ausgedehntes Untersuchungsfeld für licht- und elektronenmikroskopische autoradiographische Verfahren bieten die aktuellen Probleme der Zelldifferenzierung auf den verschiedenen Organebenen.

6. Immunhistochemie

Dieser an Bedeutung gewinnende Zweig der Histochemie nutzt die Fähigkeit des Organismus, gegen körperfremdes Material (Antigen) spezifische Antikörper zu bilden. Antigen und Antikörper reagieren hochspezifisch in einer sogenannten Antigen-Antikörper-Reaktion durch Bindung aneinander. Antigen, Antikörper sowie der Antigen-Antikörper-Komplex sind mikroskopisch direkt nicht zu erkennen. Es ist jedoch möglich, den Antikörper ohne Beeinträchtigung seiner Bindungseigenschaften mit einem Fluoreszenzfarbstoff zu einem Antikörper-Fluoreszenzfarbstoff-Konjugat zu koppeln. Bei Überschichtung eines entsprechenden Gewebeschnittes mit diesem Konjugat kommt es zu einer spezifischen Antigen-Antikörper-Reaktion, die bei fluoreszenzmikroskopischer Untersuchung im UV-Licht eine charakteristische Fluoreszenz erkennen läßt. Auf dieser Tatsache beruhen die Fluoreszenz-Antikörper-Methoden, die eine ortsrichtige Visualisierung der spezifischen Antikörper-Antigen-Reaktionen unter dem Fluoreszenzmikroskop ermöglichen.

Die Fluoreszenz-Antikörper-Technik ist durch folgende Schritte gekennzeichnet (Barka und Anderson, 1964):

1. Herstellung eines spezifischen, Antikörper enthaltenden Serums
2. Präparation und Reinigung der γ-Globulin-Fraktion oder des spezifischen Antikörpers
3. Kopplung eines geeigneten Fluoreszenzfarbstoffes (z. B. Fluoresceinisothiocyanat, Rhodamin B, DANSYL) mit dem γ-Globulin bzw. Antikörper
4. Reinigung des Antikörper-Farbstoffkonjugates
5. Herstellung von Schnitten (verwendet werden können: mit kaltem Aceton oder Äthanol fixierte Kryostatschnitte, mit kaltem Formalin fixierte Gefrierschnitte, Schnitte gefriergetrockneten, gefriersubstituierten bzw. nach der Kaltfixation-Paraffineinbettungs-Technik gewonnenen Materials)
6. Reaktion der Schnitte mit dem markierten Antikörper
7. Auswaschen der behandelten Schnitte
8. Untersuchung mit dem Fluoreszenzmikroskop

Von den angeführten Markierungsfarbstoffen (Fluorochromen) ist Fluoresceinisothiocyanat durch eine starke Fluoreszenz und Stabilität gekennzeichnet. Dansyl besitzt eine hohe Bindungsrate an Proteine. Die Anwendung von Diachromen als Markierungssubstanzen hat bisher nicht zu verwertbaren Erfolgen geführt. Die Bindung der Markierungsfarbstoffe an Proteine garantiert als echte Hauptvalenzbindung eine hohe Stabilität der Konjugate.

Die einzelnen Reaktionsschritte, besonders die Schritte 1—4, müssen einer genauen Kontrolle unterzogen werden. Eine Spezifität der Reaktion ist nur unter folgenden Bedingungen gewährleistet:

a) Das nachzuweisende Protein muß antigen und immunogen sein und in hoher immunologischer Reinheit vorliegen.

b) Als Antigen darf nicht ein ungenügend aufgetrenntes Proteingemisch verwendet werden, da sonst bei der Schnittreaktion eine Mischfärbung zustande kommen kann.

c) Der Antigencharakter des darzustellenden Proteins sollte während der Präparation keine Veränderungen erleiden.

d) Die zur Markierung verwendeten Fluorochrome dürfen die Antikörpereigenschaften (z. B. ihre Präzipitationsfähigkeit) kaum beeinflussen.

Das Ergebnis einer Immunofluoreszenz-Reaktion muß außerdem durch Spezifitätskontrollen gesichert werden. Relativ zuverlässige Resultate liefert der „Blockierungstest", bei dem die Fluoreszenzfärbung durch Vorbehandlung der Gewebeschnitte mit nichtkonjugiertem, spezifischem Immunserum gehemmt wird; durch Behandlung mit Nicht-Immunserum unterbleibt die Hemmung.

Die unter a) aufgeführte Bedingung setzt Erfahrungen im immunologischen Arbeiten voraus. Immunhistochemisch arbeitende Histochemiker sind daher auf die Kooperation mit Immunologen angewiesen, zumal die Immunhistochemie zu den schwierigsten Methoden der Histochemie zählt.

Wird z. B. ein unreines Antigen zur Immunisierung verwendet, so erscheinen unerwünschte Antikörper abweichender Spezifität im Antiserum, die einen hohen spezifischen Antikörpertiter vortäuschen und die Nachweisreaktion des Antigens im Schnitt verfälschen können.

6.1. *Verfahren zur fluoreszenzmikroskopischen Antigen-Antikörper-Darstellung*

6.1.1. *Direkte Antigenlokalisation*

Bei diesem relativ einfachen Verfahren wird der markierte Antikörper auf den Schnitt gebracht. Es kommt zu einer spezifischen Bindung an das Antigen. Der gebildete Komplex läßt sich nach Entfernung der ungebundenen markierten Antikörperanteile fluoreszenzmikroskopisch nachweisen (Abb. 12A).

6.1.2. *Direkte Antikörperlokalisation*

Hierbei erfolgt die Lokalisation von Antikörpern durch direkte Bindung von fluoreszierendem Antigen.

6.1.3. *Schichten- oder „Sandwich"-Technik*

Die Anwendung von serologisch aktiven Schichten dient der indirekten Antikörper- und Antigendarstellung. Der entscheidende Vorteil der Verfahren besteht in einer Steigerung der Empfindlichkeit der Reaktionen und in einer Intensivierung der Fluoreszenz. Mit dem indirekten Antigennachweis ist es daher möglich, geringste Antigenmengen zu erfassen, da jeder Antikörper im Gegensatz zum direkten Nachweis mehrere Moleküle von fluoreszierendem Anti-Immunglobulin zu binden vermag (Abb. 12B).

Beim indirekten Antikörpernachweis bindet die antikörperhaltige Zelle Antigen, das wiederum Antikörper bindet.

Der indirekte Antigennachweis erfordert zwei verschiedene Antisera, ein unmarkiertes Antiserum und ein markiertes. Zunächst wird der unmarkierte Antikörper durch das Antigen gebunden. Der gebundene Antikörper wird in einem zweiten Schritt durch markiertes Anti-Immunglobulin dargestellt (Abb. 12B).

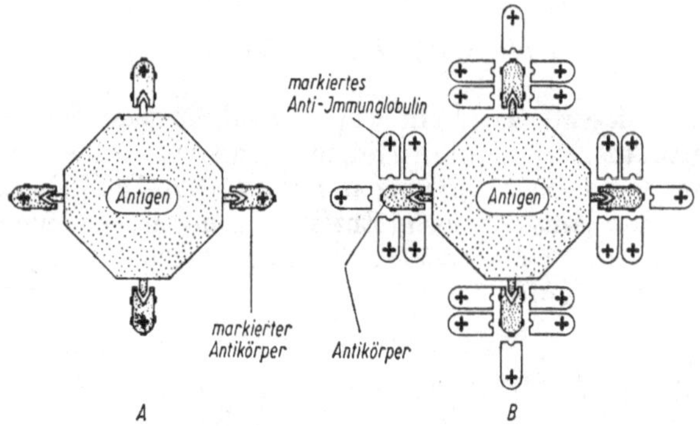

Abb. 12. Direkte (A) und indirekte (B) Antigenlokalisation (Erklärung im Text; in Anlehnung an JUNQUEIRA et al., 1975).

6.1.4. *Komplementfluoreszenzmethoden*

Diese Methoden sind eine Weiterentwicklung der Sandwich-Verfahren. Gegenüber den Schichtenmethoden zum indirekten Antigennachweis ermöglichen sie z. B. die Bin-

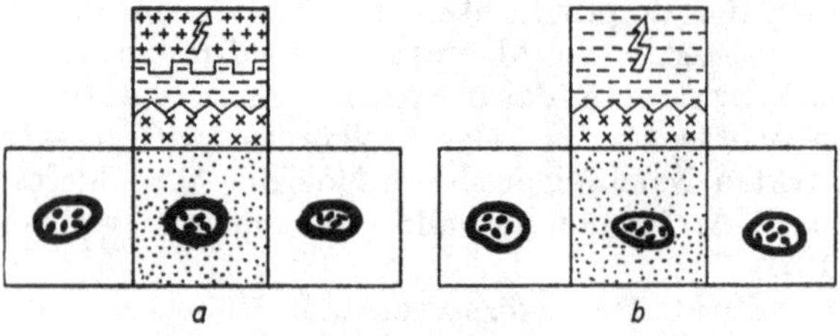

Abb. 13. Schematische Darstellung der Komplementmethoden zum indirekten Antigennachweis: a) nach GOLDWASSER und SHEPARD b) nach SACCHI et al.
Antigen (· · · ·), Antikörper (× × × ×)
Komplement (– – – –), Antikomplement (+ + + +)
Pfeil = Markierung durch Fluoreszenzfarbstoff
(in Anlehnung an v. MAYERSBACH, 1966)

dung von Komplement an Antigen-Antikörper-Komplexe. Der anschließende Nachweis dieses Komplements mit fluoreszenzmarkiertem Antikomplement erlaubt die Darstellung jeder Antigen- oder Antikörperbindung unter der Voraussetzung, daß ein komplementbindender Antikörpertyp zum Einsatz kommt. Zur Darstellung zellständigen Antigens läßt man zunächst ein Reaktionsgemisch von Antikörper und Komplement einwirken und weist dann in einem weiteren Arbeitsgang das vom Antigen-Antikörperkomplex gebundene Komplement mit einem fluoreszenzmarkierten Antikomplement nach (Abb. 13a).

6.2. Elektronenmikroskopische Immunhistochemie

Grundvoraussetzung ist eine Antikörpermarkierung zu einem Reaktionsprodukt mit hoher Massendichte. Zu diesem Zweck sind kontrastgebende Markierungssubstanzen erforderlich. Als geeignete Substanzen erwiesen sich das Ferritin sowie kleine Viren und die Schwermetalle Quecksilber und Uran. Eine zweite Markierungsmöglichkeit ist durch Enzyme gegeben.

6.2.1. Ferritin- und Schwermetallmarkierung

Die Antikörpermarkierung mit dem eisenhaltigen Protein Ferritin ist eine Zweischicht-Reaktion (Abb. 14c). Der im ersten Reaktionsschritt gebildete Diisocyanat-Ferritin-Komplex verbindet sich im zweiten Schritt mit dem Antikörperglobulin. Von den mit zwei funktionellen Gruppen ausgestatteten Diisocyanatverbindungen (m-Xylol-diisocyanat, Toluol-2,4-diisocyanat) geht Toluol-2,4-diisocyanat ausschließlich kovalente Bindungen ein. Es ist daher dem m-Xyloldiisocyanat vorzuziehen, das diese Bindungseigenschaften nicht aufweist. Eine Antikörper-Ferritin-Konjugation ist außerdem mit dem Disulfonat p,p'-Difluoro-m, m'-dinitrophenylsulfon sowie mit Glutardialdehyd möglich.

Die Antikörpermarkierung mit Quecksilberverbindungen, die indirekt durch Diazotierung und Kupplung erfolgen kann, führt zu einer schwachen Reaktion, deren Lokalisation nicht als gesichert angesehen werden kann. Hinzu kommt die Gefahr unspezifischer Färbungen, die Quecksilber z. B. mit SH-Gruppen einzugehen vermag.

Wesentlich günstigere Markierungsbedingungen ergeben sich bei Verwendung von Uranylionen, die den Antikörper sehr kontrastreich und ortsrichtig im Ultradünnschnitt markieren. Der Erfolg der in drei Schritten ablaufenden Markierungsprozedur hängt von der Gegenwart des entsprechenden Antigens ab, das eine Beeinträchtigung der Antikörperbindungsstellen verhindert.

6.2.2. Enzymmarkierung

Zur Markierung von Antikörpern kann eine Reihe hydrolytischer und oxidativer Enzyme verwendet werden. Sehr gute Markierungsergebnisse werden mit Peroxidase („horseradish peroxidase", „Meerrettich-Peroxidase) erzielt (Abb. 14B).

Nach der Antigen-Antikörper Reaktion läßt sich die Lokalisation des Antigens durch den Nachweis des gebundenen Enzyms erfassen. Die Verwendung von Peroxidase als Markierungsenzym weist zwei entscheidende Vorteile auf: 1. Das Enzym ist im Handel in relativ reiner Form erhältlich; 2. läßt es sich mit einem sicheren histochemischen Darstellungsverfahren licht- und elektronenmikroskopisch nachweisen. Das Gelingen einer Reaktion ist an die Bedingung geknüpft, daß Antikörper mit hoher spezifischer Aktivität und hochgereinigte Enzympräparate vorliegen. Zur Kupplung von Antikörper und Enzym lassen sich verschiedene Reagentien einsetzen. Neben dem bifunktionalen Reagens p,p'-difluoro-m, m'-dinitrodiphenylsulfon, das durch die Konjugation weder die enzymatische noch immunologische Aktivität entscheidend beeinträchtigt, scheint auch Glutaraldehyd wegen der geringen Beeinflussung der immunologischen und enzymatischen Aktivität eine Bedeutung zu besitzen. Bei der

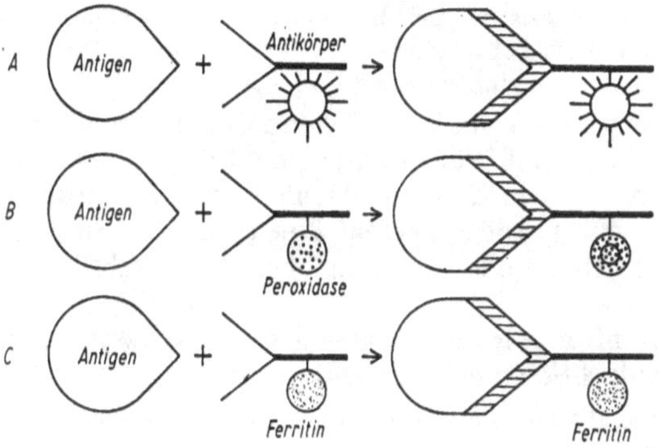

Abb. 14. **Drei gegenwärtige Methoden zur Markierung und Identifizierung von spezifischen Proteinen durch die Immuncytochemie.**
A: **Der Antikörper wird an eine fluoreszierende Verbindung gekoppelt und nach Bindung an das Antigen im Fluoreszenzmikroskop untersucht.** *B:* **Der Antikörper wird an Peroxidase gekoppelt. Nach der Antigen-Antikörperreaktion erfolgt der histochemische Peroxidasenachweis, dessen Reaktionsprodukt im Licht- oder Elektronenmikroskop studiert werden kann.** *C:* **Der Antikörper wird an Ferritin gekoppelt. Nach der Antigen-Antikörperreaktion untersucht man dieses Material mit dem Elektronenmikroskop (nach Junqueira et al., 1975).**

von Nakane und Pierce (1967) entwickelten Technik werden die mit Peroxidase markierten Antikörper mit den entsprechenden Antigenen in Gewebeschnitten oder Ultradünnschnitten zur Reaktion gebracht. Das gebundene Enzym läßt sich anschließend licht- oder elektronenoptisch mit Hilfe der Methode nach Graham und Karnovsky (siehe Seite 259) bei Verwendung von Diaminobenzidin (*DAB*) und H_2O_2 als Substrate nachweisen. Die Peroxidasemarkierung ist wegen ihres stabilen, gut sichtbaren und präzis lokalisierten Reaktionsproduktes im lichtoptischen Bereich in vielen Fällen den Fluoreszenzverfahren vorzuziehen.

Zur ultrastrukturellen Antigenlokalisation stehen nach NAKANE drei unterschiedliche, indirekte immunhistochemische Methoden zur Verfügung:

a) Antigennachweis im dicken Schnitt; b) Antigennachweis im Ultradünnschnitt; c) Antigennachweis an Dünnschnitten von in Polyäthylenglykol eingebetteten Geweben.

Die Reaktionsempfindlichkeit kann durch Ausnutzung der Multireaktivität von Immunglobulinen durch verstärkte Bindung von Enzymmolekülen am Antigenort im Gewebe erhöht werden. Diesem Ziel dient die Antikörper-Pfropfmethode oder Immunglobulin-Enzymbrücken-Methode.

Zur Durchführung der Reaktion an Gewebeschnitten sind folgende 4 Seren erforderlich:

a) Ein spezifisches Antiserum gegen das zu visualisierende Gewebeantigen;

b) ein Antiserum gegen das γ-Globulin der für a) verwendeten Tierart (z. B.: Schaf-Anti-Kaninchen-γ-Globulin);

c) ein spezifisches Antiserum gegen das Markierungsenzym;

d) ein Markierungsenzym (am besten Peroxidase)

Zum Nachweis der Lokalisation von Gewebeantigenen an Ultradünnschnitten wird folgendermaßen verfahren:

1. Gewebestücke werden fixiert, entwässert und in Methacrylat oder Epon eingebettet.
2. Ultradünnschnitte in Methacrylat eingebetteten Gewebes behandelt man mit Wasser, das mit Xylol gesättigt ist, Schnitte nach Epon-Einbettung mit 10% H_2O_2.
3. Auf Blenden befindliche Ultradünnschnitte werden auf einen Tropfen spezifischen Kaninchen-Antiserums gelegt und anschließend mit Phosphatpuffer-Kochsalzlösung gespült.
4. Schnitte gelangen zur Reaktion auf einen Tropfen Schaf-Anti-Kaninchen-γ-Globulin, das mit einem Peroxidase-Antiperoxidase-Komplex konjugiert worden ist.
5. Peroxidasereaktion mit 4-Chlor-1-naphthol und H_2O_2 als Substrate.

Als Reaktionsergebnis sind Antigene durch elektronendichtes Reaktionsprodukt der Peroxidase lokalisiert.

6.3. *Anwendung der Immunhistochemie*

Die rasche Entwicklung der immunhistochemischen Techniken hat die vielseitigen Anwendungsmöglichkeiten dieses wichtigen Zweiges der Histochemie erheblich erweitert. Die Stärke der Immunhistochemie liegt in der Möglichkeit, Proteine bzw. Enzymproteine sehr spezifisch zu markieren und zu lokalisieren. Auf diese Weise lassen sich mit konventionellen histochemischen Methoden erzielte Ergebnisse baustein- oder enzymhistochemischer Untersuchungen wertvoll ergänzen. Ein breites, noch wenig beschrittenes Anwendungsgebiet der Immunhistochemie ist der spezifische Nachweis von Enzymproteinen. Hier ist besonders auch an die Darstellung der histochemischen Enzymnachweisverfahren schwer zugänglichen löslichen Enzyme zu denken. Die Anwendung des immunhistochemischen Enzymnachweises wird sich besonders dort lohnen, wo Spezifität und Lokalisation eines Enzyms umstritten sind.

Aus der Fülle der bisherigen Ergebnisse auf den verschiedenen Gebieten der biologischen und medizinischen Forschung sei auf die grundlegenden Resultate zur zellulären Lokalisation von Hormonen z. B. in der Hypophyse verwiesen, die in den letzten Jahren besonders durch Techniken erzielt werden konnten, die auf mit Peroxidase markierte Antikörper zurückgreifen (Abb. 15, S. 324). Peroxidase-markierte Antikörper führten schließlich auch zur Identifizierung von Basalmembranantigenen und intrazellulären Immunglobulinen in Plasmazellen und Lymphoblasten. Ein schönes Beispiel immunhistochemischer Enzymdarstellung bildet der Nachweis von Amylase, Trypsinogen und Chymotrypsinogen in den Zellen des exokrinen Pankreas. Als Antigene dienten dabei die jeweiligen kristallinen Enzyme, die, in Puffer gelöst und mit Freunds Adjuvans emulgiert, Kaninchen verabfolgt wurden. Nach Reinigung der Kaninchenantikörper gegen das entsprechende Enzym und Kopplung mit dem Farb-

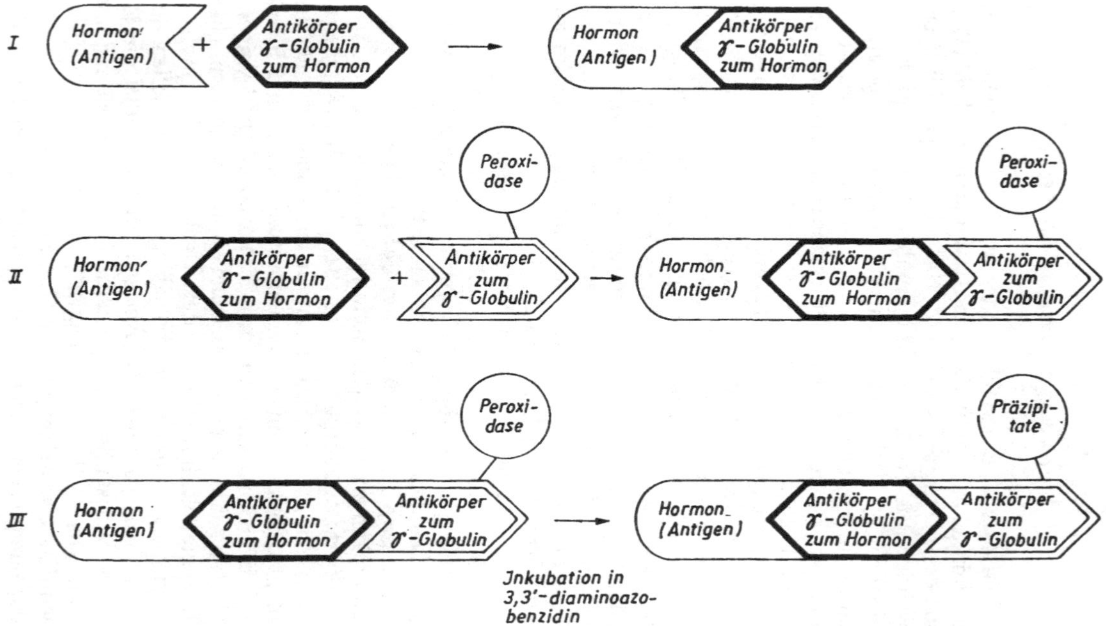
I
Hormon (Antigen)
+
Antikörper γ-Globulin zum Hormon
Hormon (Antigen)
Antikörper γ-Globulin zum Hormon
II
Hormon (Antigen)
Antikörper γ-Globulin zum Hormon
+
Peroxidase
Antikörper zum γ-Globulin
Hormon (Antigen)
Antikörper γ-Globulin zum Hormon
Peroxidase
Antikörper zum γ-Globulin
III
Hormon (Antigen)
Antikörper γ-Globulin zum Hormon
Peroxidase
Antikörper zum γ-Globulin
Jnkubation in 3,3'-diaminoazobenzidin
Hormon (Antigen)
Antikörper γ-Globulin zum Hormon
Präzipitate
Antikörper zum γ-Globulin

stoff erfolgte die Visualisierung des entstandenen Antigen-Antikörperkomplexes mit dem an den Antikörper gekoppelten Fluoreszenzfarbstoff Fluorescein-Isothiocyanat. Die fluoreszierenden Stellen des Gewebeschnittes sind die Orte des Antigens und damit des Enzymvorkommens.

7. Quantitative Histochemie

Die quantitative Histochemie hat sich in den letzten zwei Jahrzehnten zu einem bedeutenden Zweig der Histochemie entwickelt. Ihr Ziel ist die quantitative Bestimmung von Substanzen an ihrem Ort und in ihrer natürlichen Beziehung. Die zumeist als relative Einheiten gewonnenen Ergebnisse histochemischer Reaktionen gewährleisten so eine objektivere Einschätzung als dies bei einfacher visueller Betrachtung möglich ist. Für die dazu erforderlichen Messungen zur Bestimmung von Größe und Gestalt der Zellen sowie zur quantitativen Erfassung ihrer chemischen Bestandteile stehen Apparaturen zur Verfügung, die z. T. weitgehend automatisiert sind.

Abb. 15. Intrazelluläre Darstellung von Hypophysenhormonen mit Hilfe der Immuncytochemie.

I: Die Schnitte werden mit einer Lösung behandelt, die einen Antikörper gegen das zu untersuchende Hormon enthält. Der Antikörper bindet sich an das Hormon.

II: Der Schnitt wird mit einer Lösung inkubiert, die einen mit Peroxidase markierten Anti-Antikörper enthält. Dieser Anti-Antikörper bindet sich an den Antikörper.

III: Der Schnitt wird mit dem Substrat 3,3'-Diaminobenzidin inkubiert. Als Ergebnis bildet sich ein braunes Präzipitat an den Stellen, an denen das Hormon vorkommt (nach JUNQUEIRA et al., 1975).

7.1. *Cytophotometrie*

7.1.1. *Mikroskop-Photometer*

Die im Rahmen der Cytophotometrie verwendeten Apparaturen nutzen zur Quantifizierung von Objekten die Lichtabsorption, die Interferenz des Lichtes, die Fluoreszenz von Reaktionsprodukten und die Licht-

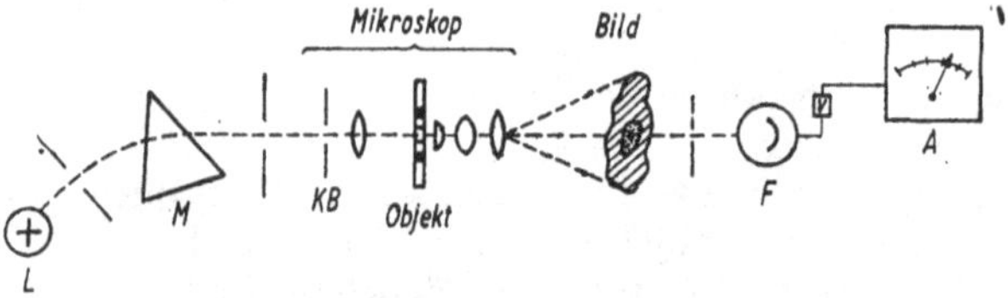

Abb. 16. Schema der Mikrophotometrie (nach CASPERSSON (1950) und SANDRITTER, 1965).
L – Lampe, *KB* – Apperturblende des Kondensors, *F* – Fotozelle, *A* – Amperemeter (Extinktionsmeßgerät)

reflektion. Verbreitung in der Praxis haben besonders Mikroskop-Photometer (Mikrospektrophotometer Abb. 16) gefunden, die im sichtbaren Spektralbereich im Einstrahlverfahren arbeiten. Außerdem kann man mit dem Mikroskop-Photometer Absorptionsspektren bei verschiedenen Wellenlängen aufnehmen.

Als Beispiel für ein Mikroskop-Photometer sei das vom VEB Carl Zeiss Jena entwickelte AMPLIVAL photometrie beschrieben. Das Gerät arbeitet im sichtbaren Spektralbereich von 400–710 nm im Einstrahlverfahren nach der Ausschlagmethode. Mit ihm kann man die Transmission und/oder die Extinktion der zu untersuchenden Substanzen im Mikroskop messen. Voraussetzung ist, daß die in biologischen Objekten vorliegenden Substanzen durch histochemische Farbreaktion oder Färbung in stöchiometrischen Verhältnissen für eine Lichtabsorption zugänglich gemacht werden. Das gefärbte Objekt ist für das Licht in verschiedenen Spektralbereichen mehr oder weniger durchlässig. Es ergeben sich dabei charakteristische Transmissions- oder Extinktionswerte, die meßbar sind. Die Meßwerte lassen auf die Konzentration des gebundenen Farbstoffes schließen und ermöglichen u. a. eine Berechnung der relativen Konzentration der untersuchten Substanz.

Das Transmissions-Mikroskop-Photometer besteht aus dem Forschungsmikroskop AMPLIVAL mit apochromatischen Objektiven, einer Grundplatte mit Leuchtenträger und spektraler Lichtfilterung. Hinzu kommen eine Photometereinrichtung mit Photometertubus, Photometermeßkopf und Meßverstärker mit Anzeigeinstrument. Die Lichtquellen sind an dem Leuchtenträger angebracht, und zwar getrennt für die Beleuchtung des Objektes zur Beobachtung und für die Messungen. Zur Durchführung der Messungen dient eine 100-W-Halogenlampe mit einem ausnutzbaren Spektralbereich von 400 bis 710 nm. Mit Hilfe eines Kompensationsbandschreibers und Analog-Digital-Wandlers ist es möglich, die vom Meßinstrument angezeigten Werte ausgedruckt oder auf Magnetband zu erhalten.

Die Quantifizierung fluoreszierender Verbindungen ist mit dem Cytofluorometer möglich, das aus der Kombination eines Fluoreszenzmikroskopes mit einem Photometer besteht. Die Arbeit mit einem einfachen Fluoreszenzmikroskop in Verbindung mit einem Photometer hat jedoch den Nachteil, daß die Excitationszeit für eine Messung eine Reihe von Sekunden beträgt. In dieser Zeit kommt es aber zu einem beträchtlichen Verblassen der Fluoreszenz und damit zu ungenauen Meßwerten. Die Excitationszeit ist somit eine wichtige Größe in der Fluorometrie. Kurzzeit-Excitationen von 1 sec und möglichst darunter sind daher von Vorteil.

Die mit einem Meßkompensator ausgerüsteten Interferenzmikroskope gestatten

a) die Bestimmung von Dicke und Brechzahl mikroskopischer Objekte, b) die Bestimmung der Trockenmasse von lebenden und fixierten Zellen, c) quantitative Untersuchungen an lebenden Zellen oder Zellorganellen.

Undurchsichtige zelluläre Produkte können mit der Interferenztechnik nicht untersucht werden. Von besonderer Bedeutung in der Biologie und Medizin ist die Bestimmung der Trockensubstanz lebender und fixierter Zellen. Diese beruht auf der eindeutigen Beziehung zwischen der Konzentration der in einer lebenden Zelle gelösten Trockensubstanz und der Brechzahl der Lösung. Trockengewichtsbestimmungen sind außerdem mit Hilfe des Röntgenhistoradiographen möglich.

Die quantitative Reflexmikroskopie (Reflektiometrie) läßt sich besonders an Partikelniederschlägen durchführen. Geeignet sind in erster Linie Einzelpunktmessungen, z. B. von im Autoradiogramm vorliegenden Silbergranula und Formazanniederschlägen (siehe Seite 304).

7.1.2. Histochemische Voraussetzungen

Grundlage für die photometrische Untersuchung gefärbter Substanzen in Zellen und Geweben ist das LAMBERT-BEERsche-Gesetz. Dieses besagt, daß jede Schicht eines absorbierenden Mediums gleicher Dicke gleiche Mengen Strahlung absorbiert unter der Voraussetzung, daß das Medium homogen ist. Bei Verwendung von Farbstoffen bzw. histochemischen Farbreaktionen zur Substanzdarstellung in Zellen und Geweben muß die gebundene Farbstoffmenge stets im gleichen quantitativen Verhältnis zur vorhandenen Menge der zu bestimmenden Substanz stehen (Stöchiometrie der Farbstoffbindung). Auf die *DNS*-Darstellung durch die FEULGEN-Reaktion bezogen, würde dies bedeuten: Die Reaktion von Leukofuchsin mit den durch Hydrolyse entstandenen Aldehydgruppen erfolgt nach stöchiometrischen Verhältnissen. Die Intensität der Farbreaktion ist eine Funktion der Anzahl der Aldehydgruppen und unter normierten Bedingungen auch der Menge an *DNS*.

Für die Bestimmung von Enzymkonzentrationen anhand von Farbstoff-Reaktionsendprodukten gilt praktisch die gleiche Forderung.

Bei der cytophotometrischen Quantifizierung von Substanzen sind fernerhin folgende Bedingungen zu beachten:

a) die Zuverlässigkeit des verwendeten optischen Systems zur Substanzmengenmessung. (Diese läßt sich durch eine genaue Prüfung und Eichung des Systems mit geeigneten Standards erreichen); b) die Gewebepräparation; c) die Exaktheit der histochemischen Reaktion; d) die Einbettung der Schnitte mit Einschlußmedien, die das Reaktionsendprodukt nicht beeinflussen.

Neben dem bereits erwähnten LAMBERT-BEERschen-Gesetz sind als Voraussetzung für zuverlässige Meßergebnisse nachfolgende Punkte zu berücksichtigen:

1. Die zu messende Substanz soll durch die Nachweisreaktion keine Lokalisationsveränderungen erfahren, nicht in andere Gewebeabschnitte, in das Fixierungsmittel bzw. Inkubationsmedium diffundieren.
2. Die verwendete Fixierung darf weder die Substanz extrahieren noch ihre Reaktivität gegenüber der nachfolgenden histochemischen Reaktion beeinflussen.
3. Die histochemische Nachweisreaktion sollte mit der gesamten Substanz reagieren und dabei ein Reaktionsprodukt liefern, das zur Substanz linear-proportionale Beziehungen aufweist.

Die Realisierung der angeführten Bedingungen ist häufig nicht möglich. Von Fall zu Fall ist es erforderlich, im Rahmen von Modelluntersuchungen vertretbare Kompromisse einzugehen. Schon die Möglichkeit der quantitativen Bestimmung eines Reaktionsproduktes ist aber gegenüber der subjektiven Methode (mit Kreuzchen) ein wesentlicher Fortschritt. Besonders wichtig ist der Vergleich mit den Ergebnissen anderer Methoden.

Ein schwieriges Problem für die Dünnschnitt-Cytophotometrie stellt die optische Inhomogenität der histochemisch bearbeiteten Gewebeschnitte dar. Bei Verwendung von Schnitten gleicher Dicke lassen sich zu erwartende Abweichungen ausgleichen, wenn sich die Untersuchungen auf eine größere Anzahl von Zellen (20 bis 100 Zellen) erstrecken. Dabei ist zu beachten, daß die Zahl der zu messenden Zellen durch die mikroskopische Morphologie des Gewebes begrenzt wird. Eine zweite Möglichkeit ist das Abtasten des Objektes mit kleinster Meßblende durch Verschiebung des Tisches (Scanningmethode). Dabei ergibt die Summe der Abtastkurven das Integral aus mittlerer Extinktion und Fläche. Ein weiterer Weg ist die Messung des Objektes bei 2 Wellenlängen.

Bei Messungen der Lichtabsorption an gefärbten Geweben ist es notwendig, vor Beginn der Messungen das Absorptionsspektrum für das jeweilige gefärbte Reaktionsprodukt zu bestimmen. Nur auf diese Weise ist es möglich, die quantitativen Messungen bei optimaler Wellenlänge durchzuführen.

Eine Fehlerquelle bei cytophotometrischen Messungen ist durch das Ausbleichen der Reaktionsendprodukte, besonders unter den Bedingungen einer hohen Lichtintensität, gegeben. In jedem Fall muß daher geprüft werden, über welchen Zeitraum die Farbintensität einer Reaktion unter den gegebenen Lichtverhältnissen stabil bleibt.

7.2. *Quantitative Histochemie der Nucleinsäuren*

Der quantitative histochemische Nachweis von Nucleinsäuren ist durch folgende Methoden möglich: 1. durch die Ultraviolett-Mikrospektrophotometrie (CASPERSSON, 1950, SANDRITTER) für Ribonucleinsäure (*RNS*) und Desoxyribonucleinsäure (*DNS*); 2. durch Farbreaktionen: FEULGEN-Reaktion für *DNS*; Färbung mit basischen Farbstoffen.

Da die Nucleinsäurebestimmung im UV-Licht an eine große, kostspielige Apparatur gebunden ist, haben in den letzten Jahren weniger aufwendige, standardisierte Färbeverfahren in Verbindung mit cytophotometrischen Untersuchungen zunehmend an Bedeutung gewonnen. Gegenüber der klassischen FEULGEN-Reaktion, deren mangelhafte Reproduzierbarkeit einen begrenzenden Faktor darstellt (SANDRITTER u. Mitarb.), treten Färbeverfahren in den Vordergrund, die auf der Erfassung der Phosphatgruppen der Nucleinsäuren mit basischen Farbstoffen beruhen.

7.2.1. Quantitativer Nachweis der Nucleinsäuren durch die Ultraviolett-Mikrospektrophotometrie

Nucleinsäuren (Desoxyribonucleinsäure, *DNS*; Ribo nucleinsäure, *RNS*) zeigen trotz unterschiedlicher Basen ein charakteristisches Absorptionsvermögen für ultraviolettes Licht, dessen ausgeprägtes Maximum übereinstimmend bei 260 μm liegt. Auf dieser Grundlage entwickelte sich die Ultraviolettmikrospektrophotometrie, die mit Hilfe komplizierter und kostspieliger Apparaturen (Ultraviolettcytophotometer) den Gehalt an Nucleinsäuren in Zellen und Geweben mit sehr großer Empfindlichkeit zu messen vermag. Das ultraviolette Licht wird dabei durch einen Gewebeschnitt geschickt, und die Aufnahmeintensitäten (Absorptionsspektren) werden mit einer Photozelle und entsprechenden Verstärkereinrichtungen registriert. Während sich der *DNS*-Gehalt des Zellkernes ohne Schwierigkeiten bestimmen läßt, sind bei der quantitativen Erfassung der *RNS* eine Reihe, z. T. schwerwiegender Fehlerquellen zu beachten. Eine genaue quantitative Erfassung der *RNS* durch Ultraviolettcytophotometrie ist unter zwei Bedingungen möglich:

1. wenn das zu untersuchende Gewebe keine oder nur kleinste Mengen von *DNS* enthält, was z. B. für das Cytoplasma zutrifft; 2. wenn *DNS* quantitativ aus dem Gewebe entfernt werden kann, so daß schließlich *RNS* nur noch allein im Gewebe vorhanden ist, oder wenn nach Ribonucleasebehandlung aus der Extinktionsabnahme auf die entfernte *RNS*-Menge geschlossen werden kann. Unvollständige Entfernung einer der beiden Nucleinsäuren führt in jedem Fall zu verfälschten Ergebnissen.

Darüber hinaus ist fernerhin die Möglichkeit einer Überlagerung beider Anteile, insbesondere im Zellkern, zu berücksichtigen. Schließlich sind auch Proteine infolge ihrer Lichtabsorption im ultravioletten Spektralbereich als Fehlerquelle besonders dann in Betracht zu ziehen, wenn ihr Anteil hoch ist. Dagegen spielt die Absorption von Fetten und Kohlenhydraten in den meisten Geweben keine Rolle.

7.2.2. Quantitative Bestimmung von DNS und RNS mit basischen Farbstoffen

Neben der quantitativen *RNS*-Bestimmung durch UV-Lichtabsorptionsmessung sind die Nachweisverfahren für *RNS* auf der Grundlage der Anfärbung mit basischen Farbstoffen von Bedeutung. Das Prinzip der Färbung beruht auf dem Polyanionencharakter der Nucleinsäuren durch vorwiegend auf elektrostatischen Kräften beruhende Bindung der Farbstoffe (siehe Seite 107). Neben den Nucleinsäuren im Gewebe vorkommende Anionen lassen sich ausschließen, wenn die Farbstofflösung auf einen pH-Wert eingestellt wird, der unter dem der Proteine liegt (etwa pH 4). Die quantitative Erfassung der Nucleinsäuren setzt voraus, daß die gebundene Farbstoffmenge stets im gleichen quantitativen Verhältnis zur vorhandenen Menge der zu bestimmenden Substanz stehen muß. Das erfordert bei der verwendeten Farbstofflösung eine genaue Kontrolle ihrer Farbstoffkonzentration, ihrer Ionenstärke und ihres pH-Wertes.

Die Freisetzung der im nativen Zustand neutralisierten Ladungen der Phosphatgruppen erfolgt durch die Fixation, wobei sich die Menge der im untersuchten Gewebe zur Verfügung stehenden Phosphatgruppen durch eine geeignete Vorbehandlung erhöhen läßt. Da die Zahl der freigesetzten Phosphatgruppen von der jeweils verwendeten Fixierungsmethode abhängt, müssen bei vergleichenden *RNS*-Bestimmungen Fixierung und Weiterbehandlung stets in der gleichen Weise erfolgen.

Von den bisher untersuchten Farbstoffen haben sich für die quantitative *RNS*-Bestimmung die basischen Farbstoffe Gallocyaninchromalaun (EINARSON, SANDRITTER u. Mitarb., 1963; KIEFER u. Mitarb.), Methylenblau (DEITCH), Kresylviolett (RITTER u. Mitarb.), Azur B (FLAX und HIMES,) als geeignet erwiesen. Gallocyaninchromalaun besitzt für die photometrische Messung der gebundenen Farbstoffmenge nach SANDRITTER (1963) eine Reihe wesentlicher Vorteile:

1. Durch die Bindung des Farbstoffes an die Nucleinsäuren tritt beim Auswaschen im Anschluß an die Färbeprozedur kein Farbstoffverlust ein. 2. Der Farbstoff zeigt mit Nucleinsäuren ausschließlich eine orthochromatische Färbung, die nach EINARSON (1951) im pH-Bereich zwischen 1,50 und 1,75 eine hohe Spezifität für beide Nucleinsäuren, bei pH 1,64 das Maximum der Anfärbung aufweist. Dabei nimmt die Farbstoffbindung bei Verlängerung der üblichen Färbezeit nur noch in geringem Umfang zu. Die Tatsache der nicht ausschließlichen elektrostatischen Bindung von Gallocyaninchromalaun an die Phosphatgruppen der Nucleinsäuren schränkt jedoch den Wert der Gallocyaninchromalaunfärbung für die quantitative Erfassung der Nucleinsäuren nicht ein.

Die Farbreaktion stellt zur quantitativen Erfassung beider Nucleinsäuren nach den derzeitigen Kenntnissen die Methode der Wahl dar. Die Färbungen mit Methylenblau, Azur B und Kresylviolett bieten gegenüber der Gallocyaninchromalaunfärbung keine Vorteile. Mit gepufferter Methylenblaulösung ist in Abhängigkeit von der Fixierung und dem pH der Farblösung eine getrennte Darstellung der *RNS* und der *DNS* möglich, die auch für quantitative Analysen von Bedeutung sein kann. So wurde in Leberzellen junger Mäuse nach Fixierung mit Formalin 1:4 der Beginn der Anfärbung der *DNS* bei pH 2,7, der *RNS* dagegen bei pH 3,1 registriert. Nach Carnoy-Fixierung erfolgte die Anfärbung der *DNS* bei pH 3,8, der *RNS* bei pH 3,4 (v. MAYERSBACH).

Die Ergebnisse der Färbungen mit den angeführten basischen Farbstoffen sind für quantitative Messungen nur dann verwertbar, wenn sie durch spezifische Extraktionen mit Nucleasen oder durch saure Hydrolyse kontrolliert werden. Dabei ist auf vollständige Entfernung einer der Nucleinsäuren zu achten. Zur Stützung cytophotometrisch ermittelter Ergebnisse empfiehlt es sich, die Nucleinsäuremenge mit einer biochemischen Methode zu bestimmen.

7.2.3. Quantitative Bestimmung von DNS mit der Feulgen-Reaktion

Die Feulgen-Reaktion läßt sich durch photometrische Messung der Reaktionsintensität zur quantitativen Bestimmung der *DNS* in Zellkernen heranziehen, wenn die Art der Fixierung, das pH, die Dauer und Temperatur der Hydrolyse, die Qualität des Schiffschen Reagens und die Zusammensetzung des SO_2-Wassers im Untersuchungsgang immer gleich gehalten werden. Eine der wesentlichsten Voraussetzungen für fehlerfreie cytophotometrische Messungen ist die homogene Verteilung des Kernmaterials. Fixierungsgemische, die das Kernchromatin grobschollig fällen (z. B. saure Fixierungsgemische wie Essigsäure-Alkohol) sind daher ungeeignet.

Die quantitative Bestimmung der *DNS*-Menge erfolgt im allgemeinen mit Hilfe der Wellenlänge der maximalen Absorption des bei der Feulgen-Reaktion gebildeten Farbstoffes. Da das Absorptionsmaximum in Abhängigkeit von der Fixierung unterschiedliche Werte besitzen kann (Maximum nach Carnoy-Fixierung z. B. bei 5600 Å, nach Formalin bei 5700 Å), empfiehlt es sich, bei unbekanntem Material an ein bzw. zwei Kernen Absorptionskurven aufzunehmen und danach die geeigneten Wellenlängen zu bestimmen. Dieses Vorgehen ist auch beim Studium des Hydrolyseablaufes erforderlich.

Der *DNS*-Gehalt wird auf der Grundlage cytophotometrischer Messungen in den meisten Untersuchungen in willkürlichen Einheiten (AU, arbitrary units; AE, Arbeitseinheiten) angegeben. Die Berechnung der *DNS*-

Menge erfolgt dabei durch Messung der Extinktion in einem zentralen Abschnitt des Zellkerns Plug- Methode). Die Arbeitseinheiten ergeben sich als Produkt von mittlerer Extinktion und Kernfläche, unter Berüchsichtigung einer zwei Drittel Korrektur für die Kugel- oder Ellipsoidgestalt. Zur Ermittlung absoluter *DNS*-Mengeneinheiten sind Vergleichsuntersuchungen mit Geweben notwendig, deren *DNS*-Gehalt pro Zellkern bekannt ist. Die zuverlässigsten Ergebnisse erhält man bei Verwendung gefriergetrockneten Materials.

7.3. Quantitative Histochemie der Proteine

Zur quantitativen Bestimmung von Proteinen in Zellen und Geweben werden in erster Linie folgende Verfahren herangezogen:

1. die Ultraviolett-Absorption, 2. die Autofluoreszenz, 3. die Interferometrie, 4. Farbreaktionen.

7.3.1. Proteinbestimmung durch Ultraviolett-Absorption

Durch die cytophotometrische Proteinbestimmung im Ultraviolett-Mikroskop werden im Spektralbereich von 230 bis 300 nm in erster Linie zyklische Aminosäuren wie Tryptophan und Tyrosin erfaßt. Eine Unterscheidung beider Aminosäuren ist nicht möglich. Außerdem muß mit Überlagerungen der Proteinabsorption durch gleichzeitig vorhandene Nucleinsäuren sowie mit der Absorption durch aliphatische Aminosäuren gerechnet werden. Die Bestimmung der Lage und Höhe des Proteinmaximums ist daher sehr schwierig. Die ultraviolettmikrospektrographischen Proteinbestimmungen sind mit einem größeren Fehler belastet als die Mengenbestimmungen der Nucleinsäure.

7.3.2. *Proteinbestimmung durch Autofluoreszenz*

Proteine ergeben im UV- oder sichtbaren Licht Fluoreszenzspektren. Da sich die Intensität der Fluoreszenz unter bestimmten Bedingungen zur Proteinmenge in den Zellen proportional verhält, sind quantitative Messungen theoretisch möglich. Die praktische Anwendung der Methodik wird jedoch durch Schwierigkeiten in der Unterscheidung der einzelnen Proteine und die ungenügende Möglichkeit einer Abgrenzung gegenüber den sich ähnlich wie die Proteine verhaltenden Nucleinsäuren eingeschränkt. Hinzu kommt, daß auch gebundene Nucleotide (z. B. *ATP* und *ADP*) erfaßt werden können.

7.3.3. *Proteinbestimmung durch Interferometrie*

Mit Hilfe des Interferenzmikroskopes läßt sich der Gesamtproteingehalt auch in lebenden Zellen sehr zuverlässig feststellen und der Absolutwert der Trockensubstanz berechnen (siehe Seite 328). Durch Kombination des Verfahrens mit spezifischen Proteinnachweismethoden ist es möglich, die Menge einer bestimmten Verbindung auf das Trockengewicht der Zelle oder des betreffenden Zellbestandteiles zu beziehen (Ruch). Von den vielseitigen Anwendungsmöglichkeiten der Interferenzmikroskopie sei nur auf die Bestimmung präparativ bedingter Stoffverluste und auf Dickenmessungen an Mikrotomschnitten verwiesen.

7.3.4. *Proteinbestimmung durch Farbreaktionen*

Die auf Farbreaktionen beruhende quantitative Proteinhistochemie hat sich trotz mannigfaltiger Schwierigkeiten, die in der Hauptsache in der Vielfalt und Kompliziertheit der Proteinmoleküle und auf der z. T. mangelnden Reproduzierbarkeit der Proteinreaktionen beruht, in zunehmendem Maße durchgesetzt. Unter den Bedingungen der Spezifität und Linearität zwischen Stoffmenge und Extinktion ergeben die Farbreaktionen gewöhnlich nur relative Werte der Menge der dargestellten Stoffe. Absolute Werte erfordern Vergleichsmessungen mit Standardobjekten bekannter Zusammensetzung.

Die Spezifität derFarbreaktionen mit reaktiven Gruppen wird durch die Präparations- und Färbetechnik sowie

Tabelle 51

Methodenübersicht zur quantitativen Histochemie von Substanzen (in Anlehnung an SANDRITTER, 1965)

Art der Strahlung	λ [nm]	Nachzuweisende Substanz bzw. Farbreaktion		Methode
Sichtbares Licht	800	Histon	Fastgreen pH 8,2	
		Tyrosin	MILLON	
	700	Tryptophan	gek. Tetrazonium	
		Arginin	SAKAGUCHI	
	600	*DNS*	FEULGEN-Reaktion	Cytophotometrie im sichtbaren Licht
		RNS	Gallocyaninchromalaunfärbung	
	500	SS + SH	BARRNETT, BAHR	
		freie bas. Gruppen	Naphthol Yellow S	
		Hämoglobin	Fastgreen pH 1,2	
			Trockengewicht	Interferenzmikroskopie
	400			
		Pigmente		
		Pyridin-Nucleotide		
		Cytochrome		
		Lipofuscin		
	300	Hämosiderin u. a.		
UV-Licht		Thyreoglobulin		
	200	Tyrosin-Tryptophan		Ultraviolettmikrophotometrie
		Nucleinsäuren		
Vakuum-UV				
	10			
	1		Trockengewicht	Röntgen-Mikroradiographie
Röntgen-Licht	0,1	Na, Mg, P		Röntgenhistospektroskopie
		S, Cl, K		
		Ca, Fe, Cu		
	0,01	Ag, J usw.		

durch die Beschaffenheit des Farbstoffes wesentlich beeinflußt. Von Bedeutung sind die Anwendung einer getesteten optimalen Fixationsmethode, das Einhalten konstanter Temperaturen während der gesamten Präparationsprozedur und der Einsatz standardisierter, chemisch reiner Farbstoffe. Zur Beurteilung der Spezifität ist es schließlich auch notwendig, Blockierungsreaktionen heranzuziehen. Die Auswertung der Proteinreaktionen erfolgt in der Regel mit Hilfe der Absorptionsphotometrie. Die bekanntesten Reaktionen sind in Tabelle 51 zusammengestellt.

8. Puffer

0,2 M Acetat-Essigsäurepuffer, pH 3,5—5,6

Stammlösungen:

A) 0,2 M Lösung von Natriumacetat (16,4 g/1000 m*l*)
B) 0,2 M Essigsäure (12,0 m*l*/1000 m*l*)
x m*l* von A + x m*l* von B.

pH	*A*	*B*
3,6	3,7	46,3
3,8	6,0	44,0
4,0	9,0	41,0
4,2	13,2	36,8
4,4	19,5	30,5
4,6	24,5	25,5

pH	*A*	*B*
4,8	30,0	20,0
5,0	35,2	14,8
5,2	39,5	10,5
5,4	41,2	8,8
5,6	45,2	4,8

0,05 M Cacodylatpuffer, pH 5,0—7,4

Stammlösung:

0,1 M Natriumcacodylat ($Na(CH_3)_2 \cdot AsO_2 \cdot 3H_2O$, 21,4 g/1000 m*l*)

Stammlösung		100 ml
0,1 N HCl		x ml
dest. Wasser	ad	200 ml

pH	0,1 N HCl	pH	0,1 N HCl
5,0	93,5	6,4	36,5
5,2	90,1	6,6	26,6
5,4	85,2	6,8	18,6
5,6	78,4	7,0	12,6
5,8	69,6	7,2	8,3
6,0	59,1	7,4	5,4
6,2	47,7		

Veronal- Acetatpuffer, pH 2,62—9,16

Stammlösungen:

A) 9,714 g Natriumacetat + 14,714 g Veronal-Natrium (Barbital-Natrium) in 500 ml dest. Wasser lösen.

B) 0,1 N HCl (8,4 ml/1000 ml)

Pufferlösung:	Stammlösung *A*	5 ml
	Stammlösung *B*	x ml
	dest. Wasser	y ml

pH	*B*	dest. Wasser	pH	*B*	dest. Wasser
2,62	16,0	2,0	6,99	6,0	12,0
3,20	15,0	3,0	7,25	5,5	12,5
3,62	14,0	4,0	7,42	5,0	13,0
3,88	13,0	5,0	7,66	4,0	14,0
4,13	12,0	6,0	7,90	3,0	15,0
4,33	11,0	7,0	8,18	2,0	16,0
4,66	10,0	8,0	8,55	1,0	17,0
4,93	9,0	9,0	8,68	0,75	17,25
5,32	8,0	10,0	8,90	0,5	17,50
6,12	7,0	11,0	9,16	0,25	17,75
6,75	6,5	11,5			

0,05 M Tris-Maleatpuffer, pH 5,2–8,6

Stammlösung:

0,2 M Tris-Maleatlösung (24,2 g Trisoxymethylaminomethan + 23,2 g Maleinsäure oder 19,6 g Maleinsäureanhydrid/1000 m*l* dest. Wasser)

50 m*l* Stammlösung + x m*l* 0,2 N NaOH + dest. Wasser ad 200 m*l*

pH	0,2 N NaOH	pH	0,2 N NaOH
5,2	7,0	7,0	48,0
5,4	10,8	7,2	51,0
5,6	15,5	7,4	54,0
5,8	20,5	7,6	58,0
6,0	26,0	7,8	63,5
6,2	31,5	8,0	69,0
6,4	37,0	8,2	75,0
6,6	42,5	8,4	81,0
6,8	45,0	8,6	86,5

0,05 M Natriumhydrogenmaleatpuffer, pH 5,2–6,8

Stammlösung:

0,2 M Natriumhydrogenmaleat (23,2 g Maleinsäure oder 19,6 g Maleinsäureanhydrid + 8 g NaOH / 1000 m*l* dest. Wasser)

50 m*l* Stammlösung + x m*l* 0,2 N NaOH + dest. Wasser ad 200 m*l*

pH	0,2 N NaOH	pH	0,2 N NaOH
5,2	7,2	6,2	33,0
5,4	10,5	6,4	38,0
5,6	15,3	6,6	41,6
5,8	20,8	6,8	44,4
6,0	26,9		

0,05 M Tris-HCl-Puffer, pH 7,19–9,10

Stammlösung:
0,2 M Trisoxymethylaminomethan
(24,2 g/1000 ml dest. Wasser)

Stammlösung		25 m*l*
0,1 N HCl		x m*l*
dest. Wasser	ad	100 m*l*

pH	0,1 N HCl	pH	0,1 N HCl
7,19	45,0	8,23	22,5
7,36	42,5	8,32	20,0
7,54	40,0	8,41	17,5
7,66	37,5	8,51	15,0
7,77	35,0	8,62	12,5
7,87	32,5	8,74	10,0
7,96	30,0	8,92	7,5
8,05	27,5	9,10	5,0
8,14	25,0		

0,1 M Phosphatpuffer, pH 5,7–8,0

Stammlösungen:

A) 0,2 M Lösung von $NaH_2PO_4 \cdot H_2O$ (27,58 g/1000 m*l*)

B) 0,2 M Lösung von Na_2HPO_4 (28,38 g/1000 m*l*)

x m*l* von *A* + y m*l* von *B* + dest. Wasser ad 200 m*l*

pH	*A*	*B*	pH	*A*	*B*
5,7	93,5	6,5	6,9	45,0	55,0
5,8	92,0	8,0	7,0	39,0	61,0
5,9	90,0	10,0	7,1	33,0	67,0
6,0	87,7	12,3	7,2	28,0	72,0
6,1	85,0	15,0	7,3	23,0	77,0
6,2	81,5	18,5	7,4	19,0	81,0
6,3	77,5	22,5	7,5	16,0	84,0
6,4	73,5	26,5	7,6	13,0	87,0
6,5	68,5	31,5	7,7	10,5	90,5
6,6	62,5	37,5	7,8	8,5	91,5
6,7	56,5	43,5	7,9	7,0	93,0
6,8	51,0	49,0	8,0	5,3	94,7

9. Literatur

ADAMS, C. W. M.: A stricter interpretation of the ferric ferricyanide reaction with particular reference to the demonstration of protein-bound sulfhydryl and disulfide groups. J. Histochem. Cytochem. **4**, 23–35 (1956).

— and J. C. SLOPER: The hypothalamic elaboration of posterior pituitary principles in man, the rat and dog. Histochemical evidence derived from a performic acid alcian blue reaction for cystine. J. Endocrin. **13**, 221–228 (1956).

—: A p-dimethylaminobenzaldehyde-nitrite method for the histochemical demonstration of tryptophane and related compounds. J. Clin. Path. **10**, 56–62 (1957).

—: A perchloric acid-naphthoquinone method for the histochemical localization of cholesterol. Nature (Lond.) **192**, 331–332 (1961).

ANDERSEN, H., and P. E. HOYER: Studies in Succinate Dehydrogenase Histochemistry. Histochemie **35**, 173–188 (1973).

ARNOLD, M.: „*Histochemie. Einführung in Grundlagen und Prinzipien der Methoden*". Springer-Verlag, Berlin-Heidelberg-New York 1968.

ARZAC, J. P., and L. G. FLORES: The histochemical demonstration of glycogen by silver complexes. Stain Techol. **24**, 25 (1949).

AXELSSON, ST., A. BJÖRKLUND, B. FALCK, O. LINDVALL and L. Å. SVENSSON: Glyoxylic acid condensation: A new fluorescent method for the histochemical demonstration of biogenic monoamines. Acta physiol. scand. **87**, 57–62 (1973).

—, A. BJÖRKLUND and O. LINDVALL: Fluorescence histochemistry of biogenic monoamines: A study of the capacity of various carbonyl compounds to form fluorophores with biogenic monoamines in gas phase reactions. J. Histochem. Cytochem. **20**, 435–444 (1972).

BACCHUS, H.: Amer. J. Physiol. **163**, 326 (1950).

BACHMANN, R., und H. M. SEITZ: Zum histochemischen Nachweis des Histidin mit Diazoniumsalzen. Histochemie **2**, 307 bis 314 (1961).

Baker, J. R.: The histochemical recognition of certain guanidine derivates. Quart. J. Micr. Sci. **88**, 115–121 (1947).

—: Histochemical recognition of phenols, especially tyrosine. Quart. J. Micr. Sci. **97**, 161–164 (1956).

Barka, T., and P. J. Anderson: „*Histochemistry. Theory, Practice, and Bibliography*". Harper & Row, Publishers, Inc. New York, Evanston, and London 1964.

Barnett, S. A., G. Bourne and R. B. Fisher: Nature (Lond.) **147**, 542 (1941).

Barrnett, R. J., and A. M. Seligman: „*Histochemical demonstration of protein bound sulfhydryl groups*". Science **116**, 323–327 (1952).

— —: Investigation of the histochemical localization of disulfides. J. Histochem. Cytochem. **1**, 392–398 (1953).

— —: Histochemical demonstration fo sulfhydryl and disulfide groups of protein. J. Nat. Cancer Inst. **14**, 769–803 (1954).

— —: Histochemical demonstration of proteinbound alpha-acylamido carboxyl groups. J. Biophys. Biochem. Cytol. **4**, 169 (1958).

Bauer, H.: Mikroskopisch-chemischer Nachweis von Glykogen und einigen anderen Polysacchariden. Z. mikr.-anat. Forsch. **33**, 143–160 (1933).

Bello, J.: The specific esterification of carboxyl groups of gelatin with methanol and thionylchloride. Biochem. Biophys. Acta **20**, 426 (1956).

Bennett, H. S.: The demonstration of thiol groups in certain tissues by means of a new colored sulfhydryl reagent. Anat. Rec. **110**, 231 (1951).

Berenbaum, M. C.: The histochemistry of bound lipids. Quart. J. micr. Sci. **99**, 231–242 (1958).

Bernhard, W.: A new staining procedure for electron microscopical cytology. J. Ultrastruct. Res. **27**, 250–265 (1969).

Best, F.: Über Karminfärbung des Glykogens und der Kerne. Z. wiss. mikrosk. **23**, 319–322 (1906).

Björklund, A., O. Lindvall and L.-Å. Svensson: Mechanisms of fluorophore formation in the histochemical glyoxylic acid method for monoamines. Histochemie **32**, 113–131 (1972).

—, R. Håkanson, O. Lindvall and F. Sundler: Fluorescence histochemical demonstration of peptides with NH_2- or COOH-terminal tryptophan or DOPA by condensation with glyoxylic acid. J. Histochem. Cytochem. **21**, 253–265 (1973).

BLACKLER, B. S., and W. F. ALEXANDER: A modified Turchini technic for the differential staining of nucleic acids. Stain Technol. **27**, 147 (1952).

DE BOER, J., and R. SARNAKER: Med. Proc. S. A. **2**, 218 (1956; zit. nach PEARSE: „*Histochemistry, Theoretical and Applied.*" 3rd ed. Vol. 1. J. & A. Churchill, London, 1968).

BURSTONE, M. S.: An evaluation of histochemical methods for protein groups. J. Histochem. Cytochem. **3**, 32–49 (1955).

—: New histochemical technique for the demonstratilon of tissue oxidase (cytochrome oxidase). J. Histochem. Cytochem. **7**, 112–122 (1959).

CASPERSSON, T. O.: „*Cell growth and cell function. A cytochemical study.*" W. W. Norton Company-Inc., New York 1950.

CHAN-CURTIS, V., W. D. BELT, and C. T. LADOULIS: Cytochemical localization of nucleic acid by an acriflavine-phosphotungstate complex for fluorescence microscopy and electron microscopy. J. Histochem. Cytochem. **18**, 609–627 (1970).

CHÈVREMONT, M., et J. FRÉDÉRIC: Une nouvelle méthode histochimique de mise en evidence des substances à fonction sulfhydrile. A. de Biol. **54**, 589–601 (1943).

CHIFFELLE, T. L., and F. A. PUTT: Propylene and ethylene glycol as solvents for Sudan IV and Sudan black B. Stain Technol. **26**, 51–56 (1951).

DANIELLI, J. F.: A study of techniques for the cytochemical demonstration of nucleic acid and some components of proteins. Symp. Soc. Exp. Biol. **1**, 101–113 (1947).

—: Studies on the cytochemistry of proteins. Cold Spring Harbor Symp. Quant. Biol. **14**, 32–39 (1949).

DAVIDOFF, H. S., und G. P. GALABOV: „*Lysosomen und lysosomale Enzyme im Zentralnervensystem der Ratte. Progress in Histochemistry and Cytochemistry.*" Gustav-Fischer-Verlag, Stuttgart 1974.

DAVIS, B. J., and L. ORNSTEIN: High resolution enzyme localization with a new diazo reagent hexazonium pararosaniline. J. Histochem. Cytochem. **7**, 297 (1959).

DAVIS, J., L. ORNSTEIN, TALEPOROS and S. KOULISH: J. Histochem. Cytochem. **7**, 291 (1959)

DEIMLING, O. v.: Histochemische Darstellung der A-Esterase mit einer Schwermetallmethode. Histochemie **5**, 141–144 (1965).

— and H. MADREITER: Esterase. II. A New Method for the Electron Microscopical Demonstration of a Nonspecific Esterase in Animal Tissues. Histochemie **29**, 83–96 (1972a).

— —: Esterase. III. Demonstration of an as yet Histochemically Unknown Thiolesterase by Means of Light and Electron Microscopy. Histochemie **29**, 340—354 (1972b).

Elleder, M., and Z. Lojda: Studies in lipid histochemistry. XI. New, rapid, simple and selective method for the demonstration of phospholipids. Histochemie **36**, 149—166 (1973).

Farquhar, M. G., and G. E. Palade: Adenosine triphosphatase localization in amphibian epidermis. J. Cell Biol. **30**, 359—379 (1966).

Feder, N., and R. L. Sidman: Methods and principles of fixation by freeze substitution. J. Biophys. Biochem. Cyt. **4**, 593 (1958).

Flood, P. R.: Preliminary experiments with iodine in electron opaque stains for ultrathin sections. VII. Internat. Congr. EM, Grenoble I, 431—432 (1970).

Florence, N. T., R. J. Barrnett and P. Greengard: Cyclic 3,5-nucleotide phosphodiesterase: cytochemical localization in central cortex. Science **173**, 645—647 (1971).

Flynn, J. J.: Ultrastructural localization of amino groups. VII. Internat. Congr. EM, Grenoble **1**, 545—546 (1970).

Fratello, B.: Stain Technol. **43**, 125 (1968; zitiert nach Pearse, A. G. E.: „*Histochemistry Theoretical and Applied*", 3rd ed. Churchill Livingstone, Edinburgh-London, Vol. **2**, 1972).

Gallyas, F.: The histochemical identification of phosphoglycerides in myelin. J. Neurochem. **10**, 125—126 (1963).

Geyer, G.: Histochemische Methylierung mit Methanol und Thionylchlorid. Acta histochem. **14**, 284—296 (1962).

—: „*Ultrahistochemie*". 2. Aufl. VEB Gustav Fischer-Verlag, Jena 1973.

Glenner, G. G.: The histochemical demonstration of indole derivatives by the rosindole reaction of E. Fischer. J. Histochem. Cytochem. **5**, 297—304 (1957).

— and R. D. Lillie: The histochemical demonstration of indole derivatives by the post coupled p-dimethylaminobenzylidine reaction. J. Histochem. Cytochem. **5**, 279—296 (1957).

Gomori, G.: A new histochemical test for glycogen and mucin. Am. J. Clin. Path. **10**, 177—179 (1046).

—: An improved histochemical technic for acid phosphatase. Stain Technol. **25**, 81 (1950).

—: „*Microscopic histochemistry. Principles and Practice.*" The University of Chicago Press, Chicago, 1952.

—: The histochemistry of mucopolysaccharides. Brit. J. exp. Path. **35**, 377—380 (1954).

—: Histochemistry of human esterases. J. Histochem. Cytochem. **3**, 479—484 (1955).

Govan, A. D. T.: Fat-staining by Sudan dyes suspended in watery media. J. Path. Bact. **56**, 262—264 (1944).

Graumann, W.: Vergleichende Untersuchungen zur Frage der Spezifität verschiedener Modifikationen der Polysaccharid-Eisenreaktion. Acta histochem. **5**, 49 (1958a).

— und W. Clauss: Weitere Untersuchungen zur Spezifität der histochemischen Polysaccharid-Eisenreaktion. Acta histochem. **8**, 1—7 (1958b).

Gross, W.: Zur Technik der Fettfärbung. Z. wiss. Mikr. **47**, 64—68 (1930).

Hahn von Dorsche, H., R. Krause, P. Fehrmann und R. Sulzmann: Histochemische Nachweismethoden für biogene Amine. Acta histochem. **52**, 281—302 (1975).

Hale, C. W.: Histochemical demonstration of acid mucopolysaccharides in animal tissues. Nature **157**, 802 (1946).

Hammett, F. S., and S. S. Chapman: The quantitative unreliability of the nitroprusside test for SH- and SS-. J. Lab. Clin. Med. **24**, 293 (1939).

Hanker, J. S., W. A. Anderson and F. E. Bloom: Osmiophilic Polymer Generation: Catalysis by Transition Metal Compounds in Ultrastructural Cytochemistry. Science **175**, 991—993 (1972).

Hansson, H. P. J.: Histochemical demonstration of carbonic anhydrase activity. Histochemie **11**, 112—128 (1967).

Harms, H.: „*Handbuch der Farbstoffe für die Mikroskopie.*" Stauffen-Verlag, Kamp-Lintfort 1965.

Häusler, G.: Zur Technik und Spezifität des histochemischen Carboanhydrasenachweises im Modellversuch und in Gewebeschnitten von Rattennieren. Histochemie **1**, 29—47 (1958).

Hayes, E. R.: A rigorous re-definition of the plasmal reaction. Stain Technol. **24**, 19—23 (1949).

Hökfelt, T., and L. Å. Ljungdahl: Modification of the Falck-Hillarp formaldehyde fluorescence method using the vibratome: Simple, rapid and sensitive localization of catecholamines in sections of unfixed or formalin-fixed brain tissue. Histochemie **29**, 325—339 (1972).

Holczinger, L.: Histochemischer Nachweis freier Fettsäuren. Acta histochem. (Jena) **8**, 167—175 (1959).

HOLT, S. J., and R. M. HICKS: The importance of osmiophilia in the production of stable azoindoxyl complexes of high contrast for combined enzyme cytochemistry and electron microscopy. J. Cell Biol. **29**, 361–366 (1966).

HOWELL, S. L., and M. WHITFIELD: Cytochemical localization of adenylcyclase activity in rat islets of Langerhans. J. Histochem. Cytochem. **20**, 873–879 (1972).

JACKSON, C.: An improved method of staining lipides: Acetic-carbol-Sudan. Onderstopoort J. vet. Res. **19**, 169–177 (1944).

JENSEN, W. A., and L. G. KAVALJIAN: J. Biophys. Biochem. Cytol. **2**, 87 (1956).

JUNQUEIRA, L. C., J. CANEIRO and A. N. CONTOPOULOS: Basic Histology, 2 nd. Lange Medical Publications, Los Altos 1975.

KARNOVSKY, M. J., and L. ROOTS: A "direct-coloring" Thiocholine method for cholinesterase. J. Histochem. Cytochem. **12**, 219–221 (1964).

KAWASHIMA, T.: Acta histochem. cytochem. **1**, 147 (zitiert nach PEARSE, 1972).

KAY, W. W.: The role of impurities and mixtures of isomers in the staining of fat by commercial sudans. J. Path. Bact. **53**, 279–284 (1941).

KORSON, R.: A silver stain for desoxyribonucleic acid. J. Histochem. Cytochem. **12**, 875–879 (1964).

KRAJCINOVIC, M., V. PURIC and M. KRAJCINOVIC: Der qualitative Nachweis des Pektins in der Pflanzenzelle mit Hilfe der Aminreaktion. Acta histochem. **1**, 76–81 (1954–1955).

KURNICK, N. B.: Histochemistry of nucleic acids. Internat. Rev. Cytol. **4**, 221–268 (1955).

LEACH, E. H.: Fat staining with sudan black B. J. Path. Bact. **47**, 635–637 (1938).

LEDUC, E. H., and W. BERNHARD: Ultrastructural cytochemistry. Enzyme and acid hydrolysis of nucleic acids and protein. J. Biophys. Biochem. Cyt. **10**, 437–455 (1961).

—: V. MARINOZZI and W. BERNHARD: The use of water-soluble glycol methacrylate in ultrastructural cytochemistry. J. Roy. Micr. Soc. **81**, 119–130 (1963).

LEEMANN, U., and F. RUCH: Cytofluorometric determination of basic and total proteins with Sulfaflavine. J. Histochem. Cytochem. **20**, 659–671 (1972).

LEHRER, G. M., and L. A. ORNSTEIN: Diazo coupling for the electron microscopic localization of cholinesterase. J. biophys. biochem. Cytol. **6**, 399–406 (1959).

LEWIS, P. R.: The effect of varying the conditions in the Koelle technique. In: Histochemistry of cholinesterase. Symposium Basel, 1960. Bibl. anat. **2**, 11–20, Karger, Basel-New York 1961.

LILLIE, R. D.: Various oil soluble dyes as fat stains in the supersaturated isopropanol technic. Stain Techn. **19**, 55–58 (1944).

—: The xanthydrol reaction for pyrroles and indoles in histochemistry: Zymogen granules, lens, entero-chromaffin and melanin. J. Histochem. Cytochem. **5**, 188–195 (1957).

LISON, L.: Histochimie Animale. Gauthier-Villars, Paris 1936.

—: "*Histochimie et Cytochimie Animales*". Principes et Méthodes. 3. Aufl., Masson, Paris 1960.

LIVINGSTON, D. C., M. M. COOMBS, L. M. FRANKS, V. MAGGI and P. B. GAHAN: A lead phthalocyanin method for the demonstration of acid hydrolases in plant and animal tissues. Histochemie **18**, 48–60 (1969).

LOJDA, Z.: Detection of acid phosphatase (czech.). Paper delivered at the 1st conference of Czechoslovac Histochemical Commitee on 28th Sept. 1962.

— Indigogenic methods for glycosidases. IV. An improved method for β-glucuronidase. Histochemie **27**, 182–192 (1971).

—: Histochemical methods for acid β-galactosidase. Technics for semipermeable membranes. Histochemie **37**, 375–378 (1973).

LOJDA, Z., R. GOSSRAU und T. H. SCHIEBLER: Enzymhistochemische Methoden. Springer-Verlag, Berlin-Heidelberg-New York 1976.

LUPPA, H., und H.-G. BERNSTEIN: Histochemischer Nachweis von Phosphorylase und Glykogen-Synthetasen. Acta histochem., Suppl. Bd. XIX, 333–338 (1977).

McMANUS, J. F. A.: Histological demonstration of mucin after periodic acid. Nature **158**, 202 (1946).

— and L. FINDLEY: Histochemical Studies on Glycogen in Carcinoma in Situ of Cervix Uteri. Surg., Gynec. Obstet. **89**, 616–620 (1949).

MAUNSBACH, A. B.: Observations on the Ultrastructure and Acid Phosphatase Activity of the Cytoplasmic Bodies in Rat Kidney Proximal Tubule cells. Ultrastruct. Res. **16**, 1–42 (1966).

MAYERSBACH, H. v.: Immunhistologische Methoden in der Histochemie (Ergänzungsbeitràg zu Bd. I/1). In: Handbuch der Histochemie, Bd. 1/2, 188–268, Gustav Fischer-Verlag, Stuttgart 1966.

MEIJER, A. E. F. H.: Improved histochemical method for the

demonstration of the activity of α-glucan-phosphorylase. II. Relation of molecular weight of glucosyl-acceptor dextran to activation of phosphorylase. Histochemie **16**, 134–143 (1968).
—: Zur Histochemie der Enzyme. In: Acta histochem., Suppl.-Bd. XIV, 33–46 (1975).

MÜLLER, G.: Über den histotopochemischen Nachweis von Glucose in der Leber und Niere der weißen Maus. Acta histochem. **2**, 73 (1955).

MUTHER, TH. F.: A critical evaluation of the histochemical methods for carbonic anhydrase. J. Histochem. Cytochem. **20**, 319–330 (1972).

NAKANE. P. K., and G. P. PIERCE: Enzymelabeled antibodies for the light and electron microscopic localization of tissue antigens. J. Cell Biol. **33**, 307–318 (1967).

NOVIKOFF, A. B., and S. GOLDFISCHER: Nucleosidediphosphatase activity in the Golgi apparatus and its usefulness for cytological studies. Proc. Nat. Acad. Sci. **47**, 802–810 (1961).

OSTROWSKI, K., E. A. BARNARD, Z. STOCKA and Z. DARZYNKIEWICZ: Autoradiographic methods in enzyme cytochemistry. 1. Localization of acetylcholinesterase activity using a ^{3}H-labeled irreversible inhibitor. Exptl. Cell Res. **31**, 89–99 (1963).

PADYKULA, H. A., and E. HERMAN: The specificity of the histochemical method for adenosine triphosphatase. J. Histochem. Cytochem. **3**, 170–195 (1955).

PALKAMA, A., and R. UNSITALO: Histochemical demonstration of Na–K-ATPase activity in the optic nerve of the rat. In: T. Takeuchi, K. Ogawa u. S. Fujita (Eds.), Histochemistry and Cytochemistry, Abstr. of the IV. International Congress of Histochemistry and Cytochemistry, p. 321, Kyoto 1972.

PEARSE, A. C. E.: The histochemical demonstration of keratin by methods involving selective oxidation. Quart. J. Micr. Sci. **92**, 393 (1951).
—: "*Histochemistry Theoretical and Applied*". 3rd ed. Vol. 1 J. & A. Churchill, London, 1968.
—: "*Histochemistry Theoretical and Applied*". 3rd ed. Vol. 2. Churchill Livingstone, Edinburgh, London 1972.

PERRY, M. M.: Identification of glycogen in thin sections of amphibian embryos. J. Cell Sci. **2**, 257–264 (1967).

PEYROT, A.: Il metodo del congelamento-sostituzione nella ricerca istologica ed istochemica. I. Riv. Istochim. norm. pat. **2**, 197 (1956).

POLLISTER, A. W., and H. RIS: Nucleoprotein determination in cytological preparations. Cold Spring Harbor Symp. Quant. Biol. 12, 147–157 (1947).

RAMBOURG, A., W. HERNANDEZ and C. P. LEBLOND: Detection of complex carbohydrates in the Golgi apparatus of rat cells. J. Cell Biol. 40, 395–414 (1969).

REBHUN, L. I., and H. T. GAGNÉ: Some aspects of freeze-substitution in electron-microscopy. V. Internat. Congr. EM, New York 1962, L-2.

REIK, J., G. L. PETZOLD, J. A. HIGGINS, P. GREENGARD and R. J. BARRNETT: Hormone-sensitive adenyl cyclase: cytochemical localization in rat liver. Science 168, 382–384 (1970).

ROMEIS, B.: Mikroskopische Technik. R. Oldenbourg-Verlag München-Wien, 15. Aufl. 1948, 16. Aufl. 1968.

RUCH, F.: "*Principles and some applications of cytofluorometer.*" In: "*Introduction to quantitative cytochemistry*", vol. 2, p. 341 bis 450, Academic Press, New York 1970.

SAITO, T., and K. OGAWA: Ultracytochemical demonstration of D-fructose-1.6-diphosphatase (D-fructose-1.6-diphosphate-1-phosphohydrolase) activity in the liver using lead nitrate as capture reagent. J. Microsc. 7, 521–532 (1968).

SANDRITTER, W.: I. Zytophotometrie. 1. Geräte. Einleitung zu den Problemen der Zytophotometrie. In: Acta histochem. Suppl. Bd. VI, 35–46 (1965).

SASSE, D.: Untersuchungen zur Nachweismethodik der Uridinphosphoglucose-Glycogentransferase. Histochemie 7, 39–49 (1966).

SCALLAN, T. J., and S. E. DIETERT: The quantitative retention of cholesterol in mouse liver prepared for electron microscopy by fixation in a digitonin-containing aldehyde solution. J. Cell Biol. 40, 802–813 (1969).

SCHIEBLER, TH. H., und S. SCHIESSLER: Über den Nachweis von Insulin mit den metachromatisch reagierenden Pseudoisocyaninen. Histochmie 1, 445–465 (1959).

SCHULZE, W., and A. WOLLENBERGER: Cytochemistry of membrane bound ATPase systems of cardiac muscle. Methods in Achievment Exper. Path. 5, 347–383. Eds.: E. BAJAS and G. JASMIN, Karger, Basel 1971.

—, E. G. KRAUSE and A. WOLLENBERGER: Cytochemical demonstration and localization of adenylatcyclase in skeletal and cardiac muscle. Advanc. Cyclic Nucleotide Res. 1, 249–260 (1972).

SELIGMAN, A. M.: Histochemical demonstration of some oxidized macromolecules with thiocarbohydrazide (TCH) or thiosemicarbohydrazide (TSC) and osmium tetroxide. J. Histochem. Cytochem. **13**, 629–639 (1965).

—, H. UENO, H. L. WASSERKRUG, and J. S. HANKER: Esterase method for light and electron microscopy via the formation of osmiophilic diazothioethers. Ann. Histochim. **11**, 115–129 (1966).

—, H. L. WASSERKRUG, R. E. PLAGINGER, T. SEITO and J. S. HANKER: Membraneous ultrastructural demonstration of aminopeptidase and γ-glutamyl transpeptidase activities with a new diazonium salt that yields a lipophobic, osmiophilic azo dye. J. Histochem. Cytochem. **18**, 542-551 (1970).

SHANTA, R. T., W. D. WOODS, M. B. WAITZMAN and G. H. BOURNE: Histochemical method for localization of cycle 3′, 5′-nucleotide phosphodiesterase. Histochemie **7**, 177–196 (1966).

SILVERMAN, L., and D. GLICK: The reactivity and staining of tissue proteins with phosphotungstic acid. J. Cell Biol. **40**, 761–767 (1969).

SMITH, R. E., and W. H. FISHMAN: A post-coupling technique for light and electron microscopic localization of β-glucuronidase employing naphthol AS–BI–β–D-glucuronid acid and p-(acetoxymercuri) aniline diazotate. J. Histochem. Cytochem. **14**, 824 (1966).

SPICER, S. S., T. J. LEPPI and P. J. STOWARD: Suggestion for a histochemical terminology of carbohydrate-rich tissue components. J. Histochem. Cytochem. **13**, 599–603 (1966).

SPRIGGS, T. L. B., J. D. LEVER, P. M. REES and J. D. P. GRAHAM: Controlled formaldehyde-catecholamine condensation in cryostat sections to show adrenergic nerves by fluorescence. Stain Technol. **41**, 323–327 (1966).

STEEDMAN, H. F.: Alcian blue 8 GS: A new stain for mucin. Quart. J. Micr. Sci. **91**, 477–479 (1950).

STERBA, G.: Grundlagen des histochemischen und biochemischen Nachweises von Neurosekret (= Trägerprotein der Oxytozine) mit Pseudoisocyaninen. Acta histochem. **17**, 268–292 (1964).

STOWARD, P. J.: D. Phil. Thesis, University of Oxford 1963.

SWIFT, H.: "*Nucleoprotein localization in electron micrographs: metal binding and radioautography.*" In: HARRIS, R. J. C.: "*The interpretation of ultrastructure.*" New York 1962, p. 213–228.

Swift, H., and K. Larsen: Electron microscope cytochemistry of nucleic acids in Drosophila salivary glands and Tetrahymena. J. Roy. Micr. Soc. **83**, 161—167 (1964).

—: The electron histochemical demonstration of cystine-containing proteins in the guinea pig hair follicle. Histochemie **19**, 88—98 (1969).

Takeuchi, T., and H. Kuriaki: Histochemical detection of phosphorylase in animal tissues. J. Histochem. Cytochem. **3**, 153—160 (1955).

— and M. Sasaki: Electron microscopical observation of polyglucose synthesized from glucose-1-phosphate by the phosphorylase activity in rat skeletal muscles. Histochemie **23**, 310 bis 318 (1970).

Themann, H.: Zur elektronenmikroskopischen Darstellung von Glykogen mit Best's Carmin. J. Ultrastruct. Res. **4**, 401—412 (1960).

—, Elektronenmikroskopische Untersuchungen über das Glykogen im Zellstoffwechsel. Veröfftl. Morph. Path. Heft 66, Stuttgart, 1963.

Thiery, J. P.: Mise en évidence des polysaccharides sur coupes fines en microscopie électronique. J. Microsc. **6**, 987—1018 (1967).

Tice, L. W., and R. J. Barrnett: Diazophthalocyanins as reagents for fine structural cytochemistry. J. Cell Biol. **25**, 23—41 (1965).

Tirman, J.: Einiges zur Frage der Hämatologie und Genese der Gallenfarbstoffbildung bei Vergiftungen. Görbersdorfer Veröfftl. **2**, 111 (1898).

Tsou, K. C.: 5'-Nucleotide Phosphodiesterase. Id: Hayat, M. A.: Electron Microscopy of Enzymes. Principles and Methods, vol. **4**, 141—155, van Nostrand Reinhol Company, London—Toronto—Melbourne 1975.

Vatter, A. E., O. K. Reiss, J. K. Newman, L. Lindquist and E. Groeneboer: Enzymes of the lung. I. Detection of esterase with a new cytochemical method. J. Cell Biol. **38**, 80—98 (1968).

Wachstein, M., and E. Meisel: On the histochemical demonstration of glucose-6-phosphatase. J. Histochem. Cytochem. **4**, 592 (1956).

—, —: Histochemistry of hepatic phosphatases at a physiologic pH. Am. J. Clin. Path. **27**, 13—23 (1957).

—, — and C. Falcon: Histochemistry of Thiolactic Acid Esterase: a Comparison with Nonspecific Esterase with Special Regard to the Effect of Fixatives and Inhibitors on Intracellular Localization. J. Histochem. Cytochem. **9**, 325–339 (1961).

Weller, R. O., O. B. Bayliss, Y. H. Abdulla and C. W. M. Adams: The electron-histochemical demonstration of phosphoglyceride. J. Histochem. Cytochem. **13**, 690–692 (1965).

Wollenberger, A., and W. Schulze: Cytochemical studies on sarcolemmal adenosintriphosphatase. Recent advances in studies on cardiac structure and metabolism. Vol. **9**, University Park Press, Baltimore 1975.

Wood, J. G., and R. J. Barrnett: Histochemical demonstration of norepinephrine at a fine structural level. J. Histochem. Cytochem. **12**, 197–209 (1964).

Yamada, M., and S. Ofuji: J. invest. Dermat. **50**, 231 (1968; zit. nach Pearse, A. G. E.: "*Histochemistry Theoretical and applied*", 3rd ed. vol. **2**, p. 975 Edinburgh and London. Churchill Livingstone 1972).

Zotikov, L., et W. Bernhard: Localization au microscope électronique de l'activité de certaines nucléases dans des coupes à congélation ultrafines. J. Ultrastruct. Res. **30**, 642–663 (1970).

10. Sachregister

Der Verfasser

- beschreibt nach einer Erläuterung des Gegenstandes der Histochemie und ihrer Entwicklungsetappen die einzelnen Gewebebehandlungsverfahren

- gibt in einem theoretischen und praktischen Teil einen Überblick über die Methoden zum licht- und elektronenmikroskopischen Nachweis von Proteinen und Aminosäuren, Nucleinsäuren, Kohlenhydraten, Lipiden und Enzymen

- vermittelt histochemische Grundlagenkenntnisse über biogene Amine, anorganische Stoffe, über Autoradiographie, Immunhistochemie und quantitative Histochemie

WISSENSCHAFTLICHE TASCHENBÜCHER

FSC
www.fsc.org
MIX
Papier | Fördert
gute Waldnutzung
FSC® C083411

Kolibri 360 GmbH
Ferdinand-Jühlke-Straße 7
99095 Erfurt, Deutschland
produktsicherheit@kolibri360.de